Telematik:
anschließen lassen ja oder nein
-
Entscheidungshilfen für Behandler

Für Ärzte, Zahnärzte, Psychotherapeuten

BoD™
BOOKS on DEMAND

Für Eike und Leah Emiliy

Dieter Adler, Lara Sutter, Caroline Madla, Nora Winkelmann, Josefin Frank, Stefan Streit, Hans-Peter Meuser

Telematik: anschließen lassen ja oder nein - Entscheidungshilfen für Behandler

Für Ärzte, Zahnärzte, Psychotherapeuten

Bibliografische Information der Deutschen Nationalbibliothek:
Die Deutsche Nationalbibliothek verzeichnet diese Publikation in der Deutschen Nationalbibliografie; detaillierte bibliografische Daten sind im Internet über http://dnb.dnb.de abrufbar.

Illustrationen: **Nora Winkelmann, Lara Sutter**
Grafiken: © thenounproject.com
Lektorat: **Gregor Bähr, Starke Worte**

Verlag: Netzwerkverlag
des deutschen Psychotherapeuten Netzwerkes dpnw

Herstellung: BoD – Books on Demand, Norderstedt

1. Auflage 2019
ISBN (print): 978-3-948004-03-3
ISBN (pdf): 978-3-948004-04-0
ISBN (EBook): 978-3-948004-05-7

Inhaltsverzeichnis

Die Technik in der Medizin muss für den
Menschen da sein, nicht umgekehrt.
Dieter Adler

Vorwort

In diesem Buch geht es um ein heikles Thema: die Telematik. Soll ich mich anschließen lassen oder nicht – eine für viele quälende Frage, die die meisten spontan mit Nein beantworten würden.

„Ich habe schon genug Hazzle mit meiner Praxis-IT, da brauche ich nicht noch so etwas."

„Ich will meine ärztliche Schweigepflicht nicht brechen."

„Wer garantiert für die Sicherheit der Daten?"

„Wer haftet, wenn mein Rechner, der bisher nicht am Internet hägt, gehackt wird?"

„Das werde ich nie/kaum brauchen."

„Ich hab` keine Lust kostenloser Erfüllungsehilfe der Kassen zu sein."

Alles nachvollziehbar Gründe. Schließlich haben Sie Medizin, Zahnmedizin oder Psychologie studiert, um einen hochqualifizierten Beruf am Menschen auszuüben. Und nicht, weil Sie schon immer Interesse an Technik hatten. Technik soll uns in unserem Beruf unterstützen, soll entlasten und nicht belasten. Vor allem: sie soll Nutzen bringen. Damit meine ich nicht den ökonomischen Nutzen, sondern den praktischen. Technik soll funktionieren und sie soll sicher sein. Was nutzt ein Ultaschallgerät, das immer wieder beim Anwenden ausfällt und neu gestartet werden muss. Oder würden Sie eine Röntgengerät verwenden, von dem bekannt ist, dass es Sicherheitsmängel hat?

Wir wollen in diesem Buch sachlich informieren, wie die Technik funktioniert. Welche Vorteile sie bringt, welche Nachteile. Und mit welchen (derzeit bekannten) Gefahren zu rechnen ist.

Wir wollen niemanden von irgendetwas überzeugen – nur sensibilisieren. Und wir wollen aufzeigen, wie der Praxis-Alltag mit der Telematik aussehen könnten. Und Lösungen dagegen stellen, wie eine Praxis ohne Telematik- Anschluß (weiter) funktionieren, kommunizieren und abrechnen kann.

Wir werden aufzeigen, welche Kosten entstehen, wenn Sie sich an die Telematik anschließen lasssen. Vor allen Dingen werden wir die Kosten, die der Praxisinhaber selbst tragen muss aufzeigen.

Und die Kosten gegenüberstellen, die entstehen, wenn Sie sich nicht an die Telematik anschließen lassen.

Hinweis zur geschlechtsspezifischen Formulierung

Wenn wir meist in der männlichen Form schreiben, also von Patienten oder Ärzten, so sind damit natürlich die weibliche und die männliche Form gemeint. Zur besseren Lesbarkeit haben wir dies etwas vereinfacht.

Soll ich mich anschließen lassen oder nicht?

Wir werden uns schwerpunktmäßig mit dieser zentralen Frage beschäftigen. Die Hintergrundinformationen diesen als zusätzliche Entscheidungshilfen.

TEIL I – Wie soll ich mich entscheiden

Was kommt auf mich zu, wenn ich mich anschließen lasse?

Welche Kosten kommen auf mich zu, wenn ich mich anschließen lasse?

Versprochen war, dass alle Kosten von den Krankenkassen gedeckt werden. Die Kosten ab dem Konnektor nach außen, also in die Telematik-Infrastruktur, sind (voraussichtlich) gedeckt. Dazu gehört auch das Kartenlesegerät.

Alles, was der Arzt innerhalb der Praxis braucht, um sich und ihre Patienten zu schützen, muss er selbst bezahlen. Dazu gehört auch die Antivirensoftware, die jährliche Updates benötigt, sowie die von uns empfohlene Cyberrisk-Versicherung. Denn die Telematik und die Krankenkassen sind erst ab dem Konnektor rechtlich verantwortlich – dies hat die damalige Bundesdatenschutzbeauftragte Andrea Vosshof 2018 deutlich zu verstehen gegeben. Ferner müssen Sie die monatlichen Kosten für den DSL-Anschluss, den Sie benötigen, damit Ihr Rechner an das Internet angeschlossen wird, selbst bezahlen. Im günstigsten Fall müssen Sie monatlich mit folgenden Eigenkosten rechnen:

- 50,00 EUR Cyberrisk-Versicherung,
- 20,00 EUR DSL-Anschluss,
- 5,00 EUR Abonnement-Virenschutzprogramm

Damit ergeben sich Gesamtkosten von 75,00 EUR pro Monat.

Trojaner und Virenbefall trotz Konnektor – wie muss ich mich schützen?

Trojaner und Viren können Praxisrechner trotz Anschluß an den Konnektor befallen.

Von einem IT-Experten, der auch die Telematik installiert, aber nicht genannt werden möchte, haben wir folgende wichtige Hinweise bekommen:

Bei Trojaner und Virenbefall unbedingt Strafanzeige erstatten

Sind Rechner mit einen Virus oder einen Trojaner befallen, kann der befallene Rechner auch „fremdgesteuert“ agieren. D.H., Ihr Rechner kann von anderen „benutzt“ werden, um Spammails zu versenden, Phishing-Mails versenden oder andere Rechner angreifen („hacken“) ohne, dass Sie etwas davon mitbekommen oder eingreifen könnten.

Bitte daran denken, dass Sie auch strafrechtlich verantwortlich gemacht werden, wenn Straftaten über Rechner verübt werden (z.B. Versand von Phishing-Emials).

Wenn sich ein Trojaner bei Ihnen über das Telematik-Netz eingeschlichen hat, bitte unbedingt auch Strafanzeige erstatten! Auch wenn kein finanzieller Schaden entstanden ist. Es ist durchaus möglich, dass Ihr Computer bereits für weitere Angriffe verwendet wurde, für die im schlimmsten Fall Sie verantwortlich gemacht werden.

Provider (DLS- bzw Internetanbieter) kann den Zugang sperren

Ein weiterer wichtiger Hinweis beim „Fremdverwenden“ Ihres Rechners. Sie brauchen für die Telematik auch einen sog. Provider. Z.B. die T-Online, Vodafone, O2 usw. Das ist unabhängig von der Anbindung an die Gematik erforderlich.

Gemeint ist also der DSL-Anschluß, den Sie selbst bezahlen müssen, weil es von der Erstattung der Kosten nicht gedeckt ist.

Der Provider kann den Zugang sperren, sobald strafbare Handlungen von Ihrem Rechner aus gemacht werden, egal ob das von Ihnen erfolgt oder durch „Dritte". Dann sind Sie automatisch auch von der Telematik ausgeschlossen.

Virenschutzprogramme – sinnvoll aber nicht ausreichend

Virenschutzprogramme schützen vor den meisten bekannten Viren. Es gibt mittlerweile auch „intelligente" Viren. Das sind Viren, die sich tarnen können und sich erst im Rechner als Viren entfalten. Bisher kann kein Anti-Virusprogramm diese Viren erkennen.

Regelmäßige Backups Pflicht – am besten jeden Abend

Um einen Rechner von einem Virus zu befreien, ist es unbedingt notwendig über Backups zu verfügen, die noch nicht befallen sind. Machen Sie daher regelmäßig Backups auf externen Festplatten (nicht in der Cloud, die kann auch befallen werden).

Um den Vorschriften der DSGVO zu genügen, sollten Sie die Festplatten mindestens mit dem Standard AES-256 verschlüsseln. Es empfiehlt sich mindestens 2, besser 3 externe Festplatten für die Datensicherung zu verwenden, die sie regelmäßig zur Verwendung abwechseln (Montag: Festplatte 1, Dienstag Festplatte 2, Mittwoch Festplatte 3, Freitag Festplatte1). Es gibt spezielle Programme zur sog. inkrementellen Datensicherung, die nach einiger Einarbeitungszeit leicht zu bedienen sind.

Rechner regelmäßig – am besten täglich scannen

Wir empfehlen Ihren Rechner häufig, am besten täglich auf Viren zu scannen. Der Virenschutz „am Eingang" reicht nicht aus. Hat ein Virus die Barriere des Virenscanners passiert, nistet er sich auf dem Rechner ein. Dann kann er nur noch vom Virenscanner erkannt und entfernt werden.

Anti-Virus-Datenbank regelmäßig „updaten"

Da die Hacker sehr schnell sind, kommen täglich neue Viren, Schadsoftware und Trojaner „auf den Markt". Daher bitte die Datenbank des Virenscanner regelmäßig, am besten täglich erneuern.

An die Datenschutzfolgerisiken denken – Strafen bis zu 4% der Jahresumsatzes können drohen

Wenn Sie Ihren Datenschutzpflichten nicht nachkommen und Ihnen eine Datenschutzverletzung nachgewiesen wird, kann die Datenschutzbehörde Ihnen eine Strafe bis zu 4% des Jahresumsatzes auferlegen. Mit Jahresumsatz ist nicht Ihr Umsatz aus der gesetzlichen Krankenversicherung gemeint, sondern die Summe aller Umsätze, die Sie auch dem Finanzamt melden. Also auch Umsätze von Privatpatienten, Supervisionen, Coaching, Unterricht etc.

Cyberriskversicherung abschließen

Telematik-Anwendern empfehlen wir daher auch den Abschluß einer sog. Cyberriskversicherung. Diese sichert den Bereich zwischen Praxis und Konnektor ab. Im Schadensfall deckt die Versicherung den entstandenen Schaden.

Cyberriskversicherungen kosten zwischen 600 und 1000 Euro pro Jahr. Leider werden sie nicht als telematik-Kosten erstattet.

Versicherungsbedingungen der Cyberrsikversicherung prüfen!

Prüfen Sie genau, welche „Obliegenheiten“ (Versicherungsdeutsch) Sie haben, damit die Cyberriskversicherung Ihnen keine Pflichtverletzung vorwerfen kann!

- Welche Antiviren-Massnahmen müssen Sie ergreifen
- wie häufig müssen Sie den Rechner auf Viren scannen usw.

Was passiert, wenn ich mich nicht anschließen lasse?

Zunächst wird das Honorar um 1% gekürzt. Das ist aber nur der „Bruttosatz“. Da für den Strafabzug keine Einkommensteuer anfällt, die bezahlt werden müsste, wenn der Abzug nicht erfolgt, sinkt der Strafsatz auf 0,5 bis 0,7%, je nach Umsatzgröße einer Praxis.

Abrechnung ohne Telematik - so geht es

Erfassung von Patientendaten und Abrechnung sind auch auch ohne telematik möglich. In den FAQ der KVB, Stand 12.02.19 wird Behandlern eine goldene Brücke gebaut und eine Anleitung gegeben, wie man ohne Telematik abrechnen kann:

"Sobald eine flächendeckende Anbindung an die TI deutschlandweit besteht (Stichtag noch offen) werden die Daten auf der eGK vom unverschlüsselten Bereich in den verschlüsselten Bereich gezogen, mit dem heutigen stationären Kartenlesegerät sind die Daten dann nicht mehr auslesbar. Für diese Entschlüsselung ist dann der eHBA oder der Praxisausweis (SMC-B) notwendig, das Kartenlesegerät muss den eHBA oder die SMC-B dann auch einlesen können.

Wenn Praxen sich generell nicht an die TI anbinden wollen, gibt es einiges zu beachten. Nach Informationen der KBV kann es irgendwann evtl. zu Schwierigkeiten kommen, bei einem Defekt der heute verwendeten stationären Kartenlesegeräte Ersatz zu bekommen. Laut KBV werden die stationären Kartenlesegeräte, die direkt an das PVS angeschlossen werden können, nicht mehr oder nur noch schwer verfügbar sein. Die neuen TI-fähigen stationären Kartenlesegeräte werden nicht mehr direkt an das PVS angeschlossen, sondern mit dem Konnektor bzw. mit dem Praxisnetzwerk (LAN) verbunden."

Ein Wink mit dem Zaunpfahl. Es hätte auch in dem Brief stehen können:

„Wer sich nicht an die Telematik anschließen lassen will, wird beim Einlesen der Versichertenkarte und der Abrechnung keine Probleme bekommen.

Wir empfehlen nur folgendes zu tun:

- Bewahren Sie alte Kartenlesegeräte auf
- Sorgen Sie rechtzeitig für Ersatz, falls das alte Lesegerät einmal kaputt geht.

Wir haben kein Problem damit, wenn Sie sich nicht anschließen lassen!“

Es ist quasi eine kleine Anleitung, wie man technisch der Telematik entgehen kann. Ich deute es als klaren Hinweis der KV, dass man auch in Zukunft die Telematikverweigerung konstruktiv gestatten wird. Und ein Hinweis, die alten Geräte auf keinen Fall wegzuwerfen. Der Medi-Verbund sammelt jetzt bereits alte Geräte, um sie an Kolleginnen und Kollegen weitergeben zu können. Abgesehen davon wird es jetzt sehr viele Ärzte geben, die sich an die Telematik anschließen lassen und ihre alten Geräte nicht mehr brauchen. Wer sich jetzt noch ein Kartenlesegerät schnell anschaffen möchte, dem empfehlen wir das Orga 930m oder den Kartenleser ZEMO VML-GK 2. Wer sich doch noch irgendwann – aus welchen Gründen auch immer – für die Telematik entscheidet, kann das Gerät sehr schnell durch eine Firmware-Update-Karte auf den neuesten Stand bringen (ja, trotz aller Unkenrufe, werden sie immer noch verkauft!) Aber als besonderer Preishit hat sich der OMNIKEY 3121 Chipkartenleser entpuppt. Bei Ebay zwischen 7,00 und 10,00 EUR gebraucht erhältlich, arbeitet es mit den meisten Praxisverwaltungsprogramme zusammen.

Die Praxisinformationen der KBV zur Telematik und zum Umgang mit Fehlermeldungen zeigen deutlich, dass

1. die neuen Versichertenkarten ungehindert von alten oder mobilen Lesegeräten oder einem sonstigen Chipkartenlesegerät erfasst werden können,
2. die Versichertendaten auch bei Ausfall der Telematik erfasst werden dürfen
3. das Ersatzverfahren (duplizieren eines alten Scheins aus dem letzten Quartal oder manuelle Eingabe der Patienten-Daten) angewendet werden kann
4. Dass die Abrechnung auch ohne Telematik erfolgen kann.[1]

Kann sich das irgendwann ändern?

Die Abrechnung ist unabhängig von der Telematik. Wir können also, wie bisher, z. B. über die KV Safenet oder über E-Token abrechnen. Ab-

[1] http://www.kbv.de/media/sp/Praxisinformation_VSDM.pdf

gesehen davon, dass die KV Ihnen die Wege nicht versperrt anders abzurechnen, weil dies

1. im Gesetzestext nicht vorgesehen und damit nicht erlaubt ist und schon gar nicht als Strafinstrument gestattet ist;
2. Weil die Regelung eines 1% Verzichts implizit ein Recht auf Nichtanschluss offiziell ermöglicht. Sonst müsste deutlich darin stehen, dass ein Nichtanschluss verboten ist.

Kann mir die Zulassung, die Behandlungsberechtigung oder gar die Approbation entzogen werden, wenn ich mich nicht an die Telematik anschließen lasse?

Ein ganz klares Nein – diese Schritte sind nur für schwere Vergehen zulässig, z. B. Abrechnungsbetrug oder dauerhafte Vorteilsnahme von Patienten, sexueller Missbrauch von Patienten usw. Sie sind auch nicht als disziplinarische Maßnahmen im Gesetz genannt.

Kann das irgendwann geändert werden?

Natürlich können Gesetze geändert werden und die Befürchtung, dass vielleicht höhere Strafen kommen oder gar der Entzug der Behandlungsberechtigung usw. sind teils berechtigt, teils überzogen. Zum einen muss die Disziplinarmaßnahme im Verhältnis zur Handlung stehen. Ein Parkvergehen, das bisher 10,00 € gekostet hat, darf nicht bei einer Änderung der Straßenverkehrsordnung auf 100,00 € erhöht werden. Wohl kann, wenn wissenschaftliche Erkenntnisse vorliegen, die Promillegrenze drastisch, ggf. sogar auf null gesenkt werden. Dies ist aber im juristischen Sinne ein Konflikt von zwei Rechten, hier das Grundrecht auf Freizügigkeit (Art. 2 GG), d. h. so viel trinken zu wollen, wie ich will, und dem Recht anderer Menschen auf körperliche Unversehrtheit (Art. 1 GG). Bei einem solchen Konflikt zählt immer das höhere Recht, in diesem Fall das Recht auf körperliche Unversehrtheit. So etwas für die Telematik zu konstruieren wäre an den Haaren herbeigezogen und dürfte schnell vom Bundesverfassungsgericht eingestampft werden. Denn welches Recht oder Grundrecht verletzt ein Psychotherapeut, Arzt, Zahnarzt, Apotheker usw., der sich weigert, an der Telematikinfrastruktur teilzunehmen? Das Grundrecht der Pharmaindustrie auf Forschung? Wohl kaum – zwar ist Lehre und Forschung auch im Grundgesetz als Recht verankert, aber nicht als unveräußerbares Grundrecht des Menschen.

Muss ich jetzt doch den Konnektor installieren lassen und meine Praxis an die TI anbinden?

Von Hans-Peter Meuser

So oder ähnlich lauten die Fragen, die sich verunsicherte Kassenärzte stellen, angesichts des zunehmenden Drucks, der von Politik, IT-Industrie und zuletzt auch den Kassenärztlichen Vereinigungen aufgebaut wird. Da lohnt es sich, einmal nüchtern die Fakten zu betrachten – zumal die Frist zur Anbindung an die Telematik-Infrastruktur (TI) erneut verschoben wurde auf nun Ende Juni 2019 und die Bestellfrist auf Ende März 2019.

Es gibt einen gesetzgeberischen Willen, alle Praxen und MVZ an eine zentrale Datenverarbeitung anzuschließen, zunächst nur zum Stammdatenabgleich, später auch zur elektronischen Übermittlung von AU-Bescheinigungen, wegen elektronischen Patientenakten, Medikationsplänen, usw.

Seinen Willen hat der Gesetzgeber im SGB V formuliert und auch eine Drohung hineingeschrieben, nämlich einen Honorarabzug von ein Prozent für diejenigen, die sich dem Anschluss an die Telematik-Infrastruktur (TI) verweigern. Weitergehende Sanktionen stehen nicht im Gesetz. Während der Gesetzgeber bei Verstößen gegen die Fortbildungspflicht mehrstufige Sanktionen ins SGB V geschrieben hat (nämlich zunächst einen Honorarabzug von zehn Prozent, dann von 20 Prozent und wenn das auch nicht fruchtet, die Einleitung eines Zulassungsentziehungs-Verfahrens), gibt es bei der verweigerten TI-Anbindung nur eine einzige Sanktion: den einprozentigen Honorarabzug.

Der Vertragsarzt kann sich also die Frage stellen, ob er einfach den einprozentigen Honorarabzug in Kauf nimmt, oder sich die Mühen, Kosten und Unwägbarkeiten der Installation des Konnektors aufbürden möchte. Bekanntlich birgt der Anschluss der Praxis-EDV ans Internet

Risiken hinsichtlich des Schutzes der höchst sensiblen Gesundheitsdaten der Patienten und das Risiko, dass der Praxisrechner gehackt und mit Schadsoftware, Trojanern o. ä. infiziert wird, was im ärgsten Fall zum Ausfall des Rechners und empfindlichen Honorarverlusten führen kann.

Anfänglich hatten die KVen die Hoffnung, dass sich ein Markt bilden würde, der die Kosten der Konnektoren und des laufenden Betriebs senken würde. Das ist wegen der Kleinheit des Marktsegmentes nicht eingetroffen. Außerdem schüren die Anbieter der Praxissoftware die Angst, ein fremder Konnektor könne in Teilen inkompatibel sein. Bei Störungen wäre dann oft nicht zu klären, ob diese vom Konnektor oder der Interaktion mit der Praxis-Software ausgingen. Streit um Verantwortlichkeiten und erhöhte Kosten wären die Folge davon, dass ein Praxisinhaber sich einen fremden Konnektor installieren lässt. Im Ergebnis ist man also wohl auf Gedeih und Verderb seinem Softwarepartner ausgeliefert und dessen Preisgestaltung.

Was kann also einem Arzt passieren, der dem aktuellen Druck nicht weicht und weiterhin keinen Auftrag erteilt, seine Praxis mit einem Konnektor an die zentrale TI anschließen zu lassen?

Aktuell nichts außer dem im Gesetz stehenden einprozentigen Honorarabzug. Gegen den könnte der Arzt zwar in Widerspruch gehen und dann auch klagen. Da aber Einzelklagen vor den Sozialgerichten meistens wenig erfolgreich sind, werden von der Freien Ärzteschaft alle juristischen Optionen im Sinne von Musterklagen weiterhin verfolgt.

Mittel- und langfristig sind natürlich Szenarien denkbar, die schärfere Sanktionen beinhalten. Aber muss das zu vorauseilendem Gehorsam führen oder lohnt es sich, ruhig zu bleiben und abzuwarten?

Zunächst könnte der Gesetzgeber nachlegen und schärfere Sanktionen ins Gesetz schreiben, wie z. B. höhere Honorarkürzungen. Diese würde dann irgendwann in Kraft treten, und man hätte immer noch Zeit, sich etwas zu überlegen.

Auch könnten die KVen aus eigenem Antrieb tätig werden. Tatsächlich hat die KV ja den Willen des Gesetzgebers bei ihren Mitgliedern durchzusetzen. Man könnte aus der Nicht-Anbindung an die TI einen Verstoß gegen vertragsärztliche Pflichten konstruieren. Das müsste dann von der KV gerügt werden mit der Aufforderung, sich nun endlich anzuschließen. Bei Nichtbeantwortung würde die KV noch ein- oder zweimal erinnern. Als Nächstes könnte die Drohung mit der Einleitung eines Disziplinarverfahrens stehen, wo Sie zunächst eine Verwarnung oder eine Geldbuße zu erwarten hätten, und ganz am Ende vielleicht einen Antrag auf Entzug der Zulassung. Wenn der dann dereinst vom Zulassungsausschuss tatsächlich beschlossen werden würde, könnten Sie dagegen beim Sozialgericht klagen, wobei die Klage aufschiebende Wirkung hätte, Sie die Zulassung also bis zur Rechtskraft eines Urteils behielten.

Ob in Zeiten zunehmenden Ärztemangels der Antrag auf Entzug der Zulassung von der KV überhaupt als sinnvoll und ernsthafte Option angesehen oder im Gegenteil deren Sicherstellungsauftrag gefährden würde, wäre eine interessante Frage, die sich die KV dann in einigen Jahren stellen müsste. Zumal ja nicht einmal der Gesetzgeber den Entzug der Zulassung für angemessen gehalten hat, sonst hätte er ihn ja wie bei der Fortbildungspflicht ins Gesetz geschrieben.

Innerhalb dieser beschriebenen Kaskade könnten Sie die TI-Anbindung jederzeit doch noch umsetzen. Spätestens bei einer eventuellen Drohung mit dem Zulassungsentzug im wiederholten Disziplinarverfahren sollten Sie darüber dann ernsthaft nachdenken.

Aber vielleicht haben Sie ja in einigen Jahren Ihre Praxis geschlossen, an einen Nachfolger abgegeben, sind im Ruhestand oder wollen gar nicht mehr an Ihrer Zulassung festhalten.

Als Quintessenz kann man festhalten: Aktuell besteht wohl keine Eile. Man kann in Ruhe abwarten, was kommt. Auch bei dem einen Prozent Honorarkürzung (die wohl wieder in die MGV fließt und so, quasi hintenherum, das auszuschüttende Honorar wieder erhöht) mag das die derzeit klügste Option sein.

Entscheidungshilfen für Behandler

Fragen für Behandler, die noch zweifeln

Wir schlagen vor, die Entscheidung für oder gegen Telematik von drei Fragen abhängig machen:

1. **Ethische Abwägungen**: will ich riskieren, dass die sehr sensiblen Daten meiner Patienten in die falschen Hände gelangen? Dass sie zu unsozialen Zwecken missbraucht werden?

2. **Kosten-Nutzen-Rechnung:** was bringt mir die Telematik wirklich im Praxisalltag?

Für Psychotherapeuten ist eines klar: Röntgenbilder, MRT also Daten anderer Behandler usw. dürfen sie ohnehin nicht ansehen. Sie dürfen mehr oder weniger nur unsere Daten ins Netz stellen.

3. **Ökonomische Abwägungen:** Wie viel Zeit muss ich aufwenden, um Hard- und Software am Laufen zu halten, wie viel Zeitersparnis bringt mir ein elektronischer Arztbrief? Oder der Vorteil, dass ich bei der Quartalsabrechnung nicht mehr zum Briefkasten laufen muss.

4. **Persönliche Psychohygiene:** Kann ich gut schlafen, wenn ich weiß, dass mein Praxisrechner jederzeit angegriffen werden kann? Wenn ich weiß, dass die Daten in der Gesundheitscloud nicht sicher sind?

Ein kleines Gedankenspiel: Würden Sie Ihre persönlichen Daten (Passwörter, Bank- und Kreditkartendaten, usw.) in eine Cloud wie die Dropbox stellen? Und Ihre medizinischen Befunde?

Nur jede 3. Praxis ist angeschlossen

Das berichtet der ärztliche Nachrichtendienst im März 2019:

„518 Arztpraxen in Hamburg waren bis Ende Januar an die Datenautobahn des Gesundheitswesens angeschlossen, eine Quote von gerade einmal 16 Prozent, wie die stellvertretende Vorsitzende der KV Hamburg, Caroline Roos, in dieser Woche den Delegierten der Vertreterversammlung berichtete. Auch deutschlandweit sehe es nicht viel besser aus. Hier seien aktuell 31 Prozent der Praxen an die TI angeschlossen.

Für Hamburg kalkuliert Roos bis Ende März mit knapp 1.350 angeschlossenen Praxen. „Das wird zeitlich alles relativ eng“, so Roos mit Blick auf die ablaufende Frist des Gesetzgebers.“[2]

Der Medi-Verbund hat ein Widerspruchsformular erstellt, dass sich allerdings nur auf die Kosten der Telematik bezieht.[3]

Was nutzt die Telematik mir und meinen Patienten?

Die Betrachtung der Vorteile in ambulanten Praxen erfordert die Trennung in drei Bereiche: Arzt- bzw. Facharztpraxen, Zahnarztpraxen und psychotherapeutische Praxen. Dies ist notwendig, weil diese Bereiche unterschiedlich arbeiten und unterschiedliche „Austauschbedürfnisse" mit anderen Praxen, Krankenhäusern oder Behandlern haben.

Bei Allgemeinärzten und Fachärzten ist erfahrungsgemäß der Austausch von Untersuchungsergebnissen, Befunden und Operationsberichten anderer Behandler sehr hoch. Zahnärzte dürften den geringsten Bedarf haben. Meist suchen Patienten Jahre oder Jahrzehnte den gleichen Zahnarzt auf. Klinikbefunde sind vermutlich nur bei Operationen in der Zahnklinik erforderlich. Etwas größer als bei Zahnärzten ist der Austausch bei Psychotherapeuten. Hier werden häufig Klinikberichte oder sonstige ärztliche Befunde (z.B. bei der ärztlichen Mitbehandlung von anorektischen Patienten) notwendig.

Neben der Häufigkeit des Austausches sind noch weitere Variablen zu betrachten. So ist die Unabdingbarkeit von Fremduntersuchungsbefunden ein wichtiger Faktor. Der Urologe muss bei einer akuten Blasenentzündung unbedingt z.B. über eine Antibiotika-Allergie Bescheid wissen. Hat der Patient vergessen, gegen welches Mittel er allergisch ist, braucht der Arzt die Information des Kollegen. Man könnte auch sagen „Unverzicht-

---

[2] https://www.aend.de/article/194423

[3] https://www.medi-verbund.de/file/8541

barkeit". Dagegen sind gewisse andere Informationen verzichtbar wie z.B. die Dioptrienwerte der Brille des besagten Patienten.

Neben der Austauschhäufigkeit und der Unabdingbarkeit ist die Dringlichkeit der dritte Faktor. Nicht alle notwendigen, also unverzichtbaren Untersuchungsergebnisse müssen schnell oder sofort beschafft werden. Der Psychotherapeut braucht den Klinikbericht der psychosomatischen Rehabilitationsmaßnahme für seine Arbeit. Aber er braucht ihn nicht unmittelbar. Er kann die Therapie schon beginnen, wenn er den Bericht noch nicht hat. Anders der Psychiater oder der Hausarzt. Diese müssen etwas über die Medikation und die Behandlungsstrategie der Klinikärzte wissen. Soll ein Medikament schrittweise erhöht oder verringert werden. Oder nur einige Wochen gegeben werden? Diese Informationen sind unabdingbar und müssen schnellstmöglich besorgt werden, damit eine unterbrechungsfreie Weiterbehandlung möglich ist. Der Psychotherapeut kann auch mit den Gesprächen beginnen, wenn er noch nicht weiß, über welche Themen die Kollegen in der Klinik mit dem Patienten gesprochen haben.

Halten wir folgendes fest:

- **Hausärzte und Fachärzte** haben in der Regel einen **hohen Austauschbedarf**, häufig sind die Informationen unabdingbar. Und **oft dringlich**.

- **Zahnärzte** haben einen **geringen Austauschbedarf**. Dieser ist in der Regel nicht unabdingbar und auch nicht dringlich.

- **Psychotherapeuten** haben **einen eher geringen Austauschbedarf**. Dieser ist manchmal unabdingbar, aber **in der Regel nicht dringlich**.

Natürlich sind auch andere Szenarien bei Zahnärzten und Psychotherapeuten denkbar. Wir gehen aber von der „üblichen" Behandlungssituation aus.

Telematik in der Arztpraxis

Für die Arztpraxis stellt die Telematik viele Vorteile dar. Der hohe Austauschbedarf von Patientendaten, welcher häufig unabdingbar und dringlich ist, lässt sich durch die Telematik positiv beeinflussen. Der Patient kann keine Daten oder Unterlagen mehr vergessen oder verlieren, da diese auf der Gesundheitskarte gespeichert sind. Der Patient kann zusätzlich Daten wie regelmäßige Puls oder Blutdruckmessungen oder die Aufzeichnung eines Langzeit-EKGs auf der Karte speichern und so wichtige Informationen für den Behandler bereitstellen. Der Arzt hat dadurch weniger Arbeit und spart Zeit. Wichtige Ergebnisse können schneller ausgetauscht werden, da sie unmittelbar in der Patientenakte gespeichert werden und sich beim Arzt direkt wieder abrufen lassen.

Die Telematik in der Arztpraxis könnte auch über eine App mit dem Smartphone des Patienten verbunden werden und Auskunft über die Wartezeit bis zur Vorstellung beim Arzt geben. Oft wird der Patient nach der Anmeldung in der Praxis für unbestimmte Zeit ins Wartezimmer geschickt und muss dort die Zeit absitzen. Alternativ könnte er eine Runde spazieren gehen oder in der Innenstadt Besorgungen erledigen und so die Zeit effektiv nutzen, bis die App Alarm gibt und er den Rückweg zur Praxis antritt.

Daten, die über die Telematik erfasst und gespeichert werden, könnten in Expertensysteme eingebunden werden. Auch das erspart dem Behandler Zeit und hilft ihm, die erfassten Daten von verschiedenen Ärzten in Bezug zu setzen und wichtige Erkenntnisse daraus zu ziehen

Telematik in der Zahnarztpraxis

Ob die Telematik für Zahnärzte Vorteile bietet, ist fraglich. Wie bereits beschrieben, haben Zahnärzte den geringsten Austauschbedarf, außer bei Röntgenbildern, die mit dem Kieferorthopäden ausgetauscht werden. Im Falle einer anstehenden Zahn-Operation oder einer Zahnspange ist der Austausch zwar unabdingbar, aber in den meisten Fällen nicht dringlich.

Telematik in der psychotherapeutischen Praxis

Für Psychotherapeuten ist der Erhalt von Klinikberichten und Befunden von mitbehandelnden Hausärzten und Fachärzten wichtig, um sich ein vollständiges Bild der Krankheit und weiteren Einflussfaktoren zu machen. Vorbefunde geben einen Eindruck vom Verlauf der Krankheit und die Befunde somatischer Untersuchungen sind für die Diagnosestellung manchmal unabdingbar. Der Austausch mit dem behandelnden Psychiater ist besonders wichtig, um Wechselwirkungen von Medikament und Psychotherapie abzustimmen. In manchen Fällen ist eine Psychotherapie nicht ohne Medikation möglich und in anderen Fällen verhindert oder erschwert die Wirkung von Medikamenten den Therapieerfolg.

Über den Sinn und Unsinn der Telematik für Psychotherapeuten

Was würde die Telematik Psychotherapeuten einbringen? Dies muss die erste Frage sein, die man sich stellen sollte, bevor man eine Entscheidung für oder gegen die Telematik trifft. Ich kann Ihnen gleich versichern, dass ich beweisen werde, dass Sie kein großes Risiko eingehen, wenn Sie sich nicht an die Telematik anschließen lassen. Aber beginnen wir zunächst mit einem möglichen Nutzen. Ein Nutzen bei den Ärzten soll sein, dass Behandler die Daten, Befunde, Röntgenbilder u. ä. von anderen Behandlern abrufen können. Das würde auch auf uns als Nutzen zutreffen. Aber welche Befunde, Daten, Röntgenbilder usw. könnten es sein, die für unsere Arbeit von Nutzen sind. Natürlich könnte man einwenden, dass gerade für ärztliche Psychotherapeuten auch Blutwerte oder andere Untersuchungsergebnisse sinnvoll sein könnten. Das will ich gar nicht in Abrede stellen. Was bringt es aber für psychologische Psychotherapeuten? Diese dürfen viele Behandlungsbefunde gar nicht abrufen. Was am Ende bleibt, wären Klinikberichte und ggf. der Konsiliarbericht – sofern der Arzt diesen wirklich auch „online“ stellt. Untersuchen wir das Ganze einmal:

1. Klinikberichte:

Diese sind sicherlich für unsere Arbeit interessant. Aber brauchen wir sie auch dringend? So dringend, dass wir nicht einen Tag Postweg abwarten können, den es braucht, bis der Klinikbericht nach dem Schreiben an uns gesandt wurde. In ganz dringenden Fällen könnte man auch immer darum bitten, das Ganze zu faxen.

2. Der Konsiliarbericht:

Ist ein Konsiliarbericht wirklich so dringend erforderlich und notwendig, dass wir nicht bis zur nächsten Sitzung, in der wir den Patienten sehen, warten können? Ich persönlich nutze den „Faktor Konsiliarbericht" immer gerne auch als Indikator für die Ernsthaftigkeit und Entschlossenheit des Patienten, mit einer Therapie beginnen zu wollen.

Aber faxen ist doch unsicher und mein Berufsverband hat mir gesagt, dass ein über die Telematik versandtes Schriftstück sicherer ist, als ein Fax zu versenden. Über die Sicherheit der Telematik werde ich noch später ein paar Worte verlieren. Lassen wir uns zunächst einmal die Unsicherheit von Faxen untersuchen. Es stimmt, Faxe können mit sehr speziellen technischen Hilfsmitteln abgehört werden. In der Regel ist dazu ein Zugang zum Telefonnetz, also ein direkter Anschluss an die Knotenpunkte von Leitungen oder Verteilerzentralen notwendig. Die US-amerikanische NSA betreibt ein solches Zentrum, das meines Wissens unterhalb des Frankfurter Hauptbahnhofes sitzt und zapft hier täglich – wieder meines Wissens – 2 Mio. Telefonate an. Ebenso einfach ist es kein Geheimnis Faxe abzufangen. Für einen „normalen Hacker" ist nicht quasi unmöglich, wenn er nicht in eine Verteilerzentrale der Telekom einbricht. Abgesehen davon macht gerade die geringe Anzahl die Faxe gerade so sicher. Bei einer immer geringer werdenden Zahl von Faxen lohnt es sich kaum noch, diese anzuzapfen. Abgesehen davon zapft der Geheimdienst in der Regel auch nur Telefaxversendungen von Wirtschaftsunternehmen an, fängt sie ab, um für das eigene Land wirtschaftliche Vorteile herauszuholen.

Konkret. Von wie vielen abgefangenen Faxen haben Sie in den letzten zwei Jahren gehört? Von wie vielen gehackten Datenleitungen, Servern usw. haben Sie in den letzten zwei Jahren gehört? Meine Recherchen haben zu den Faxen keine Zahlen gefunden. Ich werde Ihnen aber sehr viele Zahlen zu gehackten Datenleitungen nennen. Denn im Gegensatz zum Fax, dessen Abhören technisch aufwendig ist, ist es relativ leicht, im Internet in Sicherheitsbereiche einzudringen. Dazu bedarf es keines speziellen Werkzeuges, außer einem Internetzugang und ein wenig Kenntnis. Wie gering diese Kenntnis sind, hat der jüngste Datenskandal gezeigt, bei dem die Bundesregierung, die Bundeswehr und diverse Botschaften von einem 20-jährigen sogenannten Skriptgit, also einem, der sich nicht in der Hackerszene als Hacker bezeichnen darf, gehackt wurden. Ebenso wurden in Nordrhein-Westfalen Politiker, wie der nordrhein-westfälische Ministerpräsident Armin Laschet und auch ein weiterer Politiker, dessen Namen nicht genannt werden darf, gehackt. Bei Letzterem wurden die Gesundheitsdaten gestohlen und erst gegen ein Lösegeld – und jetzt fällt mir gar nicht das richtige Wort ein -, denn „herausgegeben" kann man ja nicht sagen, weil digitale Daten, die aus dem Internet gestohlen wurden, nicht zurückgegeben werden können. Ich kann sie zwar an jemanden versenden, er kann aber nicht kontrollieren, ob ich eine oder viele Kopien gemacht habe, also die Erpressung könnte auch weitergehen. Schauen wir uns die Zahlen an, wie oft die Bundesregierung täglich angegriffen wird. So unglaublich es klingt, die Bundesregierung wird jeden Tag 400 Mal von Hackern angegriffen. Viele Angriffe sind erfolgreich gewesen und kommen oft erst im Nachhinein, auf Druck der Presse, heraus. Wir können davon ausgehen, dass das Netz der Bundesregierung, der Bundeswehr und anderen relevanten Sicherheitsorganen mindestens einen ebenso hohen Sicherheitsstandard hat, wie der, der uns von der Telematikinfrastruktur versprochen wird. Abgesehen davon gibt der Betreiber der Telematikinfrastruktur, die Gematic GmbH, offen zu, dass das Netz gehackt werden kann. In einer Anfrage an uns verweigerte man uns sämtliche sicherheitsrelevanten Daten mit folgender Begründung:

„Die Offenlegung der Ergebnisse von Penetrationstests würden einem Angreifer ermöglichen, schnell wenig erfolgversprechende (weil getestete) Möglichkeiten von möglicherweise noch erfolgversprechenden Möglichkeiten zu separieren oder mögliche Schwachstellen zu erkennen.

Eine daraus resultierende mögliche Gefährdung der Telematikinfrastruktur durch "Hacker" berührt ohne jeden Zweifel die wirtschaftlichen Interessen der Sozialversicherungen."

Leider muss ich noch ein paar relevante Aspekte nennen. Zur Beruhigung sorgt es unter vielen Kolleginnen und Kollegen, als die damalige Bundesdatenschutzbeauftragte, Andrea Voßhoff, versicherte: „Die Verantwortung für die Datensicherheit endet am Konnektor." Im Umkehrschluss heißt es aber auch, das hätte sie dazufügen müssen: „Die Verantwortung des Psychotherapeuten beginnt am Konnektor und endet in der Praxis. Konkret heißt dies: Wenn Daten innerhalb der Telematikinfrastruktur gestohlen werden, ist es nicht ihre Verantwortung. Gelangt jedoch ein Virus oder ein Trojaner in den Rechner des Behandlers, so ist es seine Verantwortung, seine Schuld, wenn Daten gehackt werden, wenn Daten von Patienten gestohlen und veröffentlicht werden. Auch wenn die Telematikinfrastruktur sicher sein sollte – was sie nicht ist – so bleibt der Rechner der am leichtesten anzugreifende Ort im ganzen Telematiknetz. Auch wenn Versprechungen gemacht werden, dass evtl. Viren oder Trojaner über das Telematiknetz abgefangen werden, so ist dies ein leeres Versprechen. Dem Sicherheitsexperten Christian Schreiber von der Firma Syss.de ist es gelungen, Trojaner an jedem bekannten Virenschutzprogramm vorbeizuschleusen. Mit Hilfe eines einfachen Tricks verwandelt sich der Virus erst auf dem Rechner des Behandlers, während er sich bei der Kontrolle durch das Antivirenprogramm gut maskieren kann. Vergleichbar wäre dies mit einem einfachen Schnupfenvirus, der sich im Körper des Menschen plötzlich zum Aids-Virus entwickelt.

Gegen diese Risiken schützt auch nicht die Berufshaftpflichtversicherung. Dies wurde mir von mehreren großen Versicherungen bestätigt. Dazu ist es notwendig, eine sogenannte „Cyber-Risk-Versicherung" abzuschließen, die gegen solche Fälle schützt. Diese kosten zwischen 500,00 und 1.000,00 € pro Jahr und sie werden auch nicht im Rahmen der Telematikerstattung von der kassenärztlichen Vereinigung vergütet. Und wie man es sich bei Versicherungen sicherlich denken kann, wird es hier viele Auflagen (sogenannte Obligationen) geben, die den Praxisinhaber zu diversen Sicherheitsmaßnahmen und regelmäßigen Checks verpflichten, was dazu führt, wenn er diese vergisst – also z. B. den Rechner einmal nachts durchlaufen lässt – keine Entschädigung erhält.

Nun habe ich bei den „Vorteilen" eine Sache vergessen, wie einige sicher bemerkt haben werden. Ich habe sie deshalb vergessen, weil ich von dem Nutzen nicht so ganz überzeugt bin und eher dazu tendiere, dass diese gefährlich sein könnte. Ich spreche hier von der elektronischen Patientenakte, die auf dem Krankenkassenrechner liegt. Hier sollen auch wir unsere Daten hineinschreiben. Und das dürfte der Zeitpunkt sein, an dem sich jedem verantwortungsbewussten Psychotherapeuten der Magen umdreht. Was in diese Akten hineinkommt, ist noch nicht klar. Gerade jetzt legen die Gematic und der gemeinsame Bundesausschuss die Normen für die elektronischen Patientenakten an. Es kann also sein, dass neben den reinen Behandlungsdaten und den Diagnosen auch noch Dinge, wie der Bericht an den Gutachter, der Konsiliarbericht, aber auch unsere Stundenprotokolle hinein kommen sollen oder gar müssen.

Ich glaube, es ist schon etwas müßig und vielleicht überflüssig, wenn ich hier darauf hinweise, welche Gefahren dies für Patienten birgt. Wir müssen glaube ich nicht darüber diskutieren, dass eine leichte Erkältung, ein gebrochener Fuß oder meinetwegen auch eine Neurodermitis eine andere Relevanz hat, wie schwere Depressionen, eine Borderlinestörung oder eine Persönlichkeitsstörung.

Medizinische Daten, Gesundheitsdaten, haben auch einen anderen Wert als Fotos von Trinkentgleisungen auf Mallorca im Jugendalter oder Bankdaten. Letztere haben einen aktuellen Wert, sind in 30 Jahren aber völlig wertlos, da derjenige bis dahin vermutlich ein neues Konto hat oder bei Erkennen der Gefahr, dass das Konto geknackt wurde, die Kreditkarte gestohlen wurde, diese längst gesperrt hat und ein neues Konto und eine neue Kreditkarte hat. Das Saufgelage mit 17 wird bei einer Bewerbung des 37-Jährigen, der danach einen „tadellosen" Lebenswandel hatte, höchstens mit einem Schmunzeln versehen und sorgt evtl. später im Firmenintranet für eine Belustigung über das Opfer. Gesundheitsdaten haben einen lebenslangen „Wert". Chronische Erkrankungen, die mit 18 Jahren diagnostiziert werden, haben mit 58 Jahren immer noch Gültigkeit. Sie können sogar über den Tod des Patienten hinaus Gültigkeit haben, wenn diese

Daten mit seinen Nachfahren in Verbindung gebracht werden. Eine Psychotherapie mit 18, eine weitere Gruppentherapie mit 35 und zuletzt eine analytische Langzeittherapie mit 54 diskreditieren den Patienten völlig. Selbst eine Therapie, die der Patient in jungen Jahren gemacht hat, die er vielleicht längst vergessen hat, kann so für ihn prägend sein. Ein komischer Beigeschmack bleibt immer.

Ethische Werte:

Hier sollten wir uns fragen, ob wir es ethisch verantworten können, solche Daten ins Netz zu stellen. Wollen wir es wirklich verantworten, dass unsere sensiblen Daten der Gefahr ausgesetzt werden, von Dritten gestohlen und veröffentlicht zu werden? Das sollte meiner Ansicht nach die wichtigste Frage sein und nicht die Frage, ob ich 1 % meines Honorars – was nicht stimmt, wie ich später zeigen werde – einbüßen muss.

1 % Strafe!

Dieses Schreckgespenst bringt Psychotherapeuten zum Schwitzen. Aber wie viel ist das nun wirklich? Zunächst: 1 % sind es nur für Steuerbetrüger. Alle anderen haben geringere Abzüge. Wie kommt das? Da erfährt die KV etwa, dass ich meine Steuern hinterziehe? Nein, die Rechnung ist eine ganz andere: Ein Beispiel: Sagen wir einmal jemand bekommt 127,00 € pro Quartal abgezogen (dies ist der durchschnittliche Wert, berechnet anhand der GKV-Zahlen aus 2016), Diese 127,00 € müsste der Psychotherapeut, wenn er sie nicht abgezogen bekommen würde, ja versteuern. Legen wir einmal noch 20 % Privatpatienten drauf und gehen von dem vom Bundesgerichtshof festgelegen Kostensatz von 34 % aus, so ergeben sich 42.000,00 € Gewinn. Dieser Psychotherapeut bezahlt (verheiratet) 28,36 % an Steuern. Er bezahlt 26,00 € auf die 127,00 € und bekäme 91,00 € netto. Diese 91,00 € sind der tatsächliche Verlust, der als Verweigerung der Telematik hingenommen werden muss. Tatsächlich hat dieser Psychotherapeut nur einen Abschlag von 0,7 % gehabt. Wer mehr verdient, bei dem sinkt natürlich auch die Abschlagsquote.

Ich kann doch nicht mehr abrechnen, wenn ich nicht an die Telematik angeschlossen bin.

Auch das ist ein Märchen. Denn die Telematikinfrastruktur musste ein paar „Nebeneingänge" offen lassen für zwei Fälle:

1. Behandler, die Hausbesuche durchführen.

Wohl kaum dürfte ein Patient einen eigenen Konnektor mit Telematikanschluss haben.

2. Für technische Ausfälle der Telematik.

Hier muss sichergestellt sein, dass die Versichertenkarte auch dann eingelesen werden kann, denn der Behandler kann ja nichts dafür (tatsächlich fällt die Telematikinfrastruktur andauernd aus).

Deshalb lassen die Regularien einiges zu:

1. Das Erfassen mit mobilen Kartenlesegeräten.
2. Das Einlesen der Karten mit alten Lesegeräten und
3. Inoffiziell: Das Einlesen der (100 % sicheren kryptischen Versichertenkarte) mit einfachen Chipkartenlesegeräten vom Flohmarkt (z. B. Omnikey 3211).

Der Nutzen der elektronischen Gesundheitsakte und der Telematik für Patienten

Natürlich ist ein Nutzen, wenn Patienten ihre Arztbriefe, Befundbescheide, Krankenhausentlassungsbriefe oder Röntgenbilder nicht mehr aufwändig lagern, suchen und mit zum Arztbesuch schleppen müssten. Doch in Deutschland ist man sensibel in punkto Datenschutz. Und noch etwas. Trotz einer zunehmenden Digitalisierung vieler Wirtschaftsbereiche, lehnen ein Drittel aller Deutschen Ferndiagnosen ab und wollen keine digitalen Services beim Arzt haben. Das hat die Statistikplattform Statista.com ermittelt. Nur jede fünfte würde die Telesprechstunde nutzen. Digitale Terminabsprachen wünschen sich nur die Hälfte aller Befragten.[4]

Risikofolgen für Patienten

Bei den Risikofolgen für Patienten unterscheiden wir zwischen realen und psychischen Risiken. Fangen wir mit einem Beispiel aus dem Alltag an, um den Unterschied deutlich zu machen: Wenn ein Einbrecher in eine Wohnung eindringt wird das beim Bewohner zu großem Unwohlsein führen. Er kann durch den Einsatz von Sicherheitstüren und Alarmanlagen zwar die Gefahr eines weiteren Einbruchs senken, er behält aber ein flaues Gefühl. Das reale Risiko eines erneuten Einbruchs ist dann zwar reduziert, das psychische Risiko aber bleibt. Ein Wasserrohrbruch hingegen, der die Substanz der Wände angegriffen hat, ist ein reales Risiko, das der Bewohner eingeht, wenn er in der Wohnung wohnen bleibt. Er geht ein Risiko ein, das mit einem möglichen negativen Ausgang verbunden ist.

Die Risiken der Telematik
Datenschutz und Datensicherheit

Seit Jahren (und nach wie vor auch heute) bestehen datenschutzrechtliche Bedenken. Diese beziehen sich auf die Sicherheit der Übermittlung und Speicherung von personenbezogenen Daten durch die Server der Telematik-Infrastruktur. Auf dem 120. Deutschen Ärztetag vom 23. bis 26. Mai 2017 in Freiburg im Breisgau wurde, nicht zum ersten Mal, vor den vielfachen Risiken gewarnt, die in einem System der total vernetzten Krankenversorgung – die Ärzte nennen es immer noch „Gesundheitswesen“ – vorauszusehen sind. Es sei viel zu riskant, Patientendaten in der Cloud zu speichern. Cyberangriffe auf Kliniken und Praxen gefährdeten die Sicherheit der Patienten. Verwiesen wurde in diesem Zusammenhang auf den Kryptotrojaner[5] WannaCry, durch den zwei Wochen vor dem Ärztetag zahlreiche Krankenhäuser in England lahm gelegt wurden.

---

[4] https://de.statista.com/infografik/16205/nutzung-von-digitalen-services-von-aerzten-in-deutschland/

[5] Kryptotrojaner: Schadprogramm, dass unerkannt Schlüssel zum Entschlüsseln von Daten auf fremden Rechnern stiehlt

Bedrohlich ist vor allem die Vorstellung, dass kriminelle Einzeltäter oder Banden über den Zugang zu und den Missbrauch von Daten Informationen erlangen können, die sie in betrügerischer oder erpresserischer Absicht zu Lasten der Patienten „versilbern". Neben der Gefahr des Zugriffs von externen Hackern auf die Patientendaten besteht Grund zur Sorge, dass die an der IT beteiligten Institutionen die für sie im Datennetz zugänglichen Informationen missbrauchen. Vertreter der gesetzlichen wie der privaten Kassen machen sich bereits ernsthaft Gedanken, wie mit den ihnen zugänglichen Daten relevante Erkenntnisse über die Versicherten – aber auch über die Ärzteschaft und das Gesundheitspersonal – gesammelt und ausgewertet werden können.

Die Serverarchitektur gestattet es den Kassen, mit minimalem Aufwand herauszufinden, wo z. B. bei den Behandlungskosten von Patienten eines bestimmten Krankheitsbildes Abweichungen nach oben festzustellen sind, um diese abzustellen. Mittels entsprechender Algorithmen lassen sich standardisierte Behandlungs- und Arzneiempfehlungen zur Kostensenkung generieren. Die künftigen Möglichkeiten und Dimensionen der Auswertung von Big-Data-Algorithmen sind noch kaum vorstellbar, aber nicht von der Hand zu weisen.

Ein Interesse am Zugang zu den entsprechenden Daten haben neben den Krankenkassen auch Großfirmen aus den Bereichen Labor, Pharma, Banken, Versicherungen, IT-Unternehmen, Lebensmittelindustrie und Tourismus. Die Verfügbarkeit von Daten über z. B. eine Schwangerschaft, eine Krebserkrankung, einen Unfall, Flugangst, Depression oder Altersbeschwerden erlauben den Firmen eine entweder zielgruppengemäße oder individuell passgenaue Werbung für ihre Produkte bzw. die Entwicklung solcher Produkte.

Überwachung und Herrschaftsausübung

Der „gläserne Patient" und der „gläserne Arzt bzw. Psychotherapeut" werden im Verlauf der Digitalisierung zum ohnmächtigen Objekt einer gigantischen Überwachungsmaschinerie zur Ausübung von Herrschaft und zur politischen Unterdrückung. Das Komitee für Grundrechte und

Demokratie warnte zu Recht, aber vergeblich vor der „Verwertung der Daten zum Zweck der Kontrolle des Verhaltens von Ärzten und Patienten.

Neben Krankenkassen und Großfirmen werden es sich auch die Geheimdienste nicht entgehen lassen, die zentralisierten Daten anzuzapfen. Das erklärt offensichtlich, warum die unterschiedlichen Bundesregierungen – die rot-grüne ebenso wie die christlich-liberale und die Große Koalition – seit Einführung der eGK das Projekt der Digitalisierung so hartnäckig weiterverfolgen.

Wir sehen uns einer neuen Stufe in der Entwicklung des monopolistischen Kapitalismus unter staatlicher Kontrolle gegenüber: Die Digitalisierung des Systems der Krankenversorgung ist das gemeinsame Interesse von Staat und Monopolen. Die Monopole ziehen daraus enorme Profite, und der Staat verspricht sich kontrollierbare und lenkbare Bürger. Es ist daher nicht nur eine Sache des Gesundheitswesens und seiner Zukunft, die am Beispiel der technischen Umstellung auf die Telematik-Infrastruktur verhandelt wird, sondern es betrifft die gesamte Gesellschaft und die Zukunft der Demokratie ... soweit man gegenwärtig überhaupt noch davon sprechen kann.

Welche Gefahren entstehen beim Speichern von Gesundheitsdaten?

Um zu verstehen, was beim Abspeichern der Daten passieren kann und welche Gefahren drohen, empfehlen wir, den Film „Kasper und die elektronische Gesundheitskarte“ auf YouTube.de[6] anzusehen. Dieser Film wurde von „Aktion Stoppt-die-e-Card” erstellt und ruft dazu auf, sich über die neue elektronische Gesundheitskarte und ihre Folgen zu informieren[7]. Für diejenigen, die den Film nicht sehen wollen oder können, skizzieren wir den Inhalt an dieser Stelle kurz:

Ein junger Mann „Kasper” leidet unter Schnupfen und Kopfschmerzen und sucht einen Arzt auf. An der Anmeldung zückt Kasper seine mo-

---

[6] https://www.youtube.com/watch?v=RIIZrnxrx1E

[7] https://www.stoppt-die-e-card.de

derne elektronische Gesundheitskarte. Sein Arzt liest diese Karte mit einem Lesegerät ein. Dieses soll nach Vorstellung der Regierung mit dem Internet verbunden werden. Der Arzt trägt das verschriebe Medikament in Kaspers Patientenakte am Computer ein und diese Info wird an riesige zentrale Server geleitet. Kasper ist erstaunt, da in seiner Patientenakte nun auch vergangene Krankheiten wie eine Depression und eine Geschlechtskrankheit angezeigt werden. Er macht sich Sorgen, da diese Informationen jetzt via Internet übertragen werden. Bei der alten Karte wäre dies nicht passiert, die Daten waren bei seinem Arzt sicher. Kasper und sein Arzt sind ratlos, wer verhindern soll, dass die Daten über das Internet ausgespäht werden. Die Daten aller Patienten bilden einen großen Datenberg, der für viele interessant sein könnte. Die Zugriffsrechte darauf sind per Gesetz leicht zu ändern. Die Daten können in falschen Händen großen Schaden anrichten. Kasper bekommt dies zu spüren und ist enttäuscht. Seine Job-Bewerbung wurde abgelehnt, Depressionen und Geschlechtskrankheiten sind nicht erwünscht. Kasper beschließt, dass das nicht noch einmal passieren soll, schließlich gehören seine Daten ihm.

Das Recht auf Vergessen

10 Jahre müssen medizinische Daten gespeichert werden. 10 Jahre dürfen sie auch nur gespeichert werden. Solange eine Behandlung nicht andauert. Oder wenn eine chronische Erkrankung vorliegt. Dann müssen die Daten bis zu 30 Jahre gespeichert bleiben.

Werden die Daten gehackt und gestohlen, ist es mit dem Recht auf Vergessen vorbei.

Wer löscht die Daten nach Aufgabe einer Praxis?

Gibt ein Arzt seine Praxistätigkeit auf, übernimmt der Nachfolger meist die Patienten. Das gilt allerdings nicht in allen Bereichen. Ein Psychotherapeut, der einen Praxissitz kauft, übernimmt nahezu nie die Patienten des älteren Kollegen: er behandelt seine Patienten zu ende und schließt dann die Akten. Auch er muss sie noch 10 Jahre lang aufbewahren. Und nach 10 Jahren löschen. Das ist für den Psychotherapeuten im Ruhestand relativ einfach: er nimmt die alten Akten und seinen Praxisrechner mit nach Hause, wo er leicht die Löschungszyklen überwachen kann. Liegen die Daten auf den Rechnern der Krankenversicherungen, wird es schwieriger. Zwar kann der Psychotherapeut zu Hause immer noch seine Altakten turnusmäßig vernichten und die Daten auf seinem alten Praxisrechner löschen. Zugriff auf die Krankenkassendateien hat er jedoch nicht mehr, denn er ist jetzt nicht mehr an der Telematik-Infrastruktur angeschlossen. Könnte der Praxisnachfolger die Daten nicht einfach löschen? Abgesehen davon, dass der Nachfolger kaum darüber erbaut sein dürfte, die Daten von einigen hundert Patienten zu überwachen und fristgerecht zu löschen, geht es praktisch überhaupt nicht:

1. Er darf es gar nicht, weil es eine Schweigepflichtsverletzung und eine Datenschutzverletzung wäre, wenn ihm der alte Behandler Zugang zu den Daten seiner Patienten verschaffen würde. Nun könnte man das doch mit einer Vereinbarung mit den Patienten umgehen. Doch auch das erscheint ziemlich unrealistisch. Der alte Behandler müsste lange vielen ehemaligen Patienten der letzten 10 Jahre „hinterherlaufen“, um von allen eine Einwilligung zu bekommen. Abgesehen davon, dass Patienten nach 10 Jahren oft nicht ohne detektivischen Aufwand zu ermitteln sind, würde das ganze platzen, wenn einige die Einverständniserklärung nicht geben. Denken wir aber für einen Moment lang positiv und unrealistisch: der alte Behandler hat alle erreicht und von allen die Einwilligung bekommen. Trotzdem wird die Löschung nicht gehen, weil

2. der neue Behandler gar nicht an die Daten der Patienten des alten Behandlers herankommt: er braucht ja die Versichertenkarten der Patienten des alten Behandlers, um an deren elektronische Akten zu gelangen.

Die Folge: die sensiblen Daten aus dem Bereich der Psychotherapie bleiben „ewig“ elektronisch erhalten.

Dieses Datenpannen-Szenario könnte übrigens auch bei anderen Behandler-Gruppen passieren. Besonders wenn ein besonderes Vertrauensverhältnis zwischen Patient und Arzt wichtig ist und Patienten zu einem anderen Behandler geht, wenn sein alter Behandler seine Tätigkeit aufgibt.[8]

Risiken der Telematik-Infrastruktur

Das Hauptrisiko, so wird der Leser sicher bereits gedacht haben, ist der unerlaubte Zugriff auf äußerst sensible Daten von außen. Zunächst denkt jeder an bösartige Hacker, die in dunklen Stuben ihr schändliches Tun verrichten. Wir werden aufzeigen, dass diese beileibe nicht die einzige und auch nicht unbedingt die größte Gefahr ist.

Die Sorge bei Fremdzugriffen ist natürlich, in wessen Hände die Daten kommen und was derjenige damit macht. Es stellt sich die Frage der Folgen. Wird derjenige erpresst? Bekommt er eine Arbeitsstelle nicht? Verliert er sein Ansehen? Oder schämt er sich „nur"? Mit diesen Folgen wollen wir uns in den nächsten Kapiteln beschäftigen.

Die Telematik wird in vielen Bereichen eingesetzt und birgt damit auch in vielen Bereichen Risiken. Der Begriff Risiko wird im Duden definiert als „möglicher negativer Ausgang bei einer Unternehmung, mit dem Nachteile, Verlust, Schäden verbunden sind". Ein Risiko bietet also keinerlei Sicherheit, ein negativer Ausgang ist möglich, aber nicht automatisch die Folge. Auch mit dem Einsatz der Telematik gehen wir ein Risiko ein: das Risiko negativer Folgen. Nun werden wir uns mit den Risikofolgen für den Menschen in seiner Rolle als Patient und als Autofahrer beschäftigen. Im Rettungsdienst wird die Telematik ebenso eingesetzt und es gab in der Vergangenheit bereits ein großes Datenleck über das wir informieren wollen.

Die Angreifbarkeit der Telematik-Infrastruktur

Die Telematik-Infrastruktur kann von drei Seiten von außen angegriffen werden:

---

[8] z.B. in der Gynäkologie, Urologie

1. über die Telematik-Infrastruktur selbst. Der Angriff erfolgt direkt auf die Zugangsserver der Telematik-Infrastruktur. Mit den gleichen Mitteln, mit denen die Bundesregierung angegriffen und gehackt wurde.

2. über die Gesundheitsserver der Krankenkassen

3. über die Praxisrechner in Arztpraxen

Eine vierte Angriffsmöglichkeit ergibt sich, wenn Patienten Health-Apps auf ihrem Smartphone benutzen.

Sicherheitstests der Telematik-Struktur durch die GEMATIK

Ein Sicherheitsstandard ist es heutzutage, von externen Sicherheitsfirmen sogenannte „Penetrationstests" durchführen zu lassen. Die sind nichts anderes als beauftragte und bezahlte Hackerangriffe, die vor Inbetriebnahme eines sicherheitsrelevanten IT-Netzes Schwachstellen aufzeigen sollen. Diese Schwachstellen müssen dann beseitigt werden und in erneuten Tests geprüft werden, so lange, bis das Netz nicht mehr angreifbar ist.

Auf unsere Anfrage hat die GEMATIK zugegeben, dass diese Penetrationstests nicht von einer externen Sicherheitsfirma, sondern selbst durchgeführt werden. Dabei wurde nur „nach offenen Ports" gesucht und diese geschlossen. Es wurde offenbar nicht versucht, das Netz selbst anzugreifen. Wir kritisieren hier auch, dass keine externe Sicherheitsfirma beauftragt wurde, da diese allein die Objektivität und die Fachkenntnisse besitzt, um Netze anzugreifen. Wird ein IT-Netz von den eigenen Entwicklern angegriffen, besteht nicht nur die Gefahr, dass sie Lücken nicht erkennen bzw. übersehen („Betriebsblindheit") oder – rein menschlich gesehen – sich ggf. nicht trauen, Bereiche oder Strukturen anzugreifen, die ihnen selbst unsicher erscheinen.

Kurz gesagt: Es ist inakzeptabel, dass solche Tests nicht durchgeführt werden. Vermutlich geht die GEMATIK davon aus, dass ihr Netz schon allein deshalb sicher ist, weil es nur über die Praxis-Konnektoren erreicht werden kann. Übersehen wird dabei, dass ein Konnektor auch aus einer Arztpraxis entwendet werden kann oder ein gebrauchtes Gerät irgendwann auf eBay erscheint. Dies kann nach fünf Jahren erfolgten, wenn die Konnektoren ausgewechselt werden. Hier könnte ein Arzt naiv denken, er verkauft seinen alten Konnektor und verdient sich dabei noch ein paar Euro online. Dass dieses Szenario nicht ganz ohne Berechtigung ist, zeigen die sogenannten SINA-Konnektoren der Bundesregierung, die auch bereits bei eBay erhältlich sind.

Die GEMATIK gesteht potentielle Gefahr der Hackbarkeit ein

Wir waren ein wenig hartnäckig und wollten von der GEMATIK den tatsächlichen Stand der Sicherheit des Telematiknetzes wissen. Zuerst wollte man uns gar nicht antworten und wissen, wofür wir die Daten brauchen usw. Dann haben wir uns auf das Informationsfreiheitsgesetz berufen und die GEMATIK gezwungen, uns zu informieren. Denn nach dem Informationsfreiheitsgesetz ist auch die GEMATIK verpflichtet, Bürgern Auskunft zu erteilen. Wir wollten wissen, ob Penetrationstests durchgeführt werden und zu welchem Ergebnis sie geführt haben. Penetrationstests sind nicht anderes als „erlaubtes Hacken". Auf IT-Sicherheit spezialisierte Unternehmen greifen mit Erlaubnis des Auftraggebers dessen Netzwerk an. Und zeigen die Schwachstellen auf.

Wir wollten genau wissen, welche Schwachstellen es gibt und haben die Protokolle der Sicherheitstests angefordert. Ungeschwärzt, versteht sich. Wir wollen erreichen, dass die GEMATIK Farbe bekennt. Ist die Telematik-Infrastruktur sicher, kann man die Testergebnisse auch veröffentlichen. Und tatsächlich: Penetrationstests wurden gemacht. Das hat man uns, trotz Widerspruch, verweigert.

„Soweit Gegenstand des Antrags der Zugang zu den Ergebnissen der Penetrationstests betrifft, wird der Antrag abgelehnt, da Zugang zu Betriebs- oder Geschäftsgeheimnissen nur gewährt werden, wenn der Betroffene eingewilligt hat und diese Einwilligung allerdings nicht vorliegt (S 6 Satz 2 IFG). Zudem ist das Bekanntwerden über die Ergebnisse und das

Vorgehen geeignet, wirtschaftliche Interessen der Sozialversicherungen zu beeinträchtigen (vgl. S 3 Nr. 6 IFG).“

Das haben wir in Abrede gestellt und folgende Antwort von der GEMATIK erhalten:

„Die Offenlegung der Ergebnisse von Penetrationstests würden einem Angreifer ermöglichen, schnell wenig erfolgversprechende (weil getestete) Möglichkeiten von möglicherweise noch erfolgversprechenden Möglichkeiten zu separieren oder mögliche Schwachstellen zu erkennen.

Eine daraus resultierende mögliche Gefährdung der Telematikinfrastruktur durch "Hacker" berührt ohne jeden Zweifel die wirtschaftlichen Interessen der Sozialversicherungen.“

(Hervorhebungen durch uns)

„Eine daraus resultierende mögliche Gefährdung“ bedeutet im Klartext:

Die Telematik Infrastruktur ist offensichtlich angreifbar, sonst müssten die Sicherheitstests nicht wie Staatsgeheimnis gehütet werden.

Warum die „..noch erfolgversprechenden Möglichkeiten ... oder mögliche Schwachstellen...“ nicht gleich mitgeprüft wurden, ist uns ein Rätsel. Vielleicht wollte man in Berlin auch nicht weitertesten, weil man dann weitere Schwachstellen entdeckt hätte, die das ganze Projekt gefährden könnten.

Damit gibt die GEMATIK GmbH selbst offen zu, dass die Telematik-Infrastruktur „mögliche Schwachstellen” enthält, die eine „daraus resultierende mögliche Gefährdung der Telematikinfrastruktur durch 'Hacker'” darstellen könnte.

Fazit: Die Telematik-Infrastruktur ist hackbar!

Meinungen von Sicherheitsexperten

Der ärztliche Nachrichtendienst hat den IT- und Sicherheitsexperte Andreas Schlechter zur Datensicherheit in Krankenhäusern und Arztpraxen, interviewt. Sein Fazit: besonders Krankenhäuser sind gefährdet. 2017 waren 64 % der Krankenhäuser in Deutschland Opfer von Hacker-Angriffen.[9]

Die Telematik hält er zwar für sicherer als die Infrastruktur von Krankenhäusern, dennoch kritisiert er:

„Zumindest sicherer als die Sicherheitsarchitektur in den Kliniken. Die absolute Sicherheit gibt es allerdings nirgendwo."

Angriffe erfolgen über infizierte Webseiten (ein Klick kann schon reichen, um einen Trojaner oder Virus auf dem Rechner einzufangen) oder infizierte Emails.

Die Telematik ist nur „relativ" sicherer. Das liegt auch am Unterschied der Mitarbeiterzahl im Krankenhaus und in der Arztpraxis. Je mehr Mitarbeiter, je größer die Gefahr. Hinzu kommt, dass „Leerlaufzeiten", in denen Mitarbeiter ein bisschen privat surfen können, in Arztpraxen nahezu bei Null sind.

Was Schlechter verschweigt: egal wie sicher die Telematik ist, die große Schwachstelle bleibt die Arztpraxis selbst. Auch wenn ich mir über das Telematiknetz keine Schadsoftware einfangen kann, kann dies über den Praxisrechner selbst erfolgen. Wenn dieser sich einen Trojaner oder Virus z.B. über eine private Email einfängt, nutzt die sicherste Telematik-

---

[9] https://www.aend.de/article/191837

Infrastruktur nichts mehr. Dann „steht" die Verbindung zwischen Praxis und Hacker. Alles, was auf dem Praxisrechner passiert, kann der Hacker mitverfolgen und mitbeeinflussen! Er kann also auch alle Daten ansehen oder „anzapfen".

Ein Trojaner installiert ein kleines Programm, dass die Befehle zwischen Praxissoftware und Telematik-Infrastruktur noch einmal „bearbeitet". D.h. den einen Befehl durch einen anderen ersetzt, den der Telematikrechner dann ausführt! Oder einfach Daten kopiert und heimlich über das Internet, an dem die Praxis dann angeschlossen, an einen anderen Rechner weiterleitet.

Datensicherheit - eine systematische Analyse der elektronischen Gesundheitskarte

Eine systematische Sicherheitsanalyse der Technischen Universität München[10] bestätigte, dass die elektronische Gesundheitskarte und die dazugehörige Telematik-Infrastruktur in Deutschland ebenfalls nicht sicher vor Störungen, Manipulationen und Angriffen ist. Es wurden sowohl Konnektor, sogenannte Primärsysteme (d.h. Systeme der Arztpraxen oder Kliniken), Kartenterminals als auch bestimmte Prozesse, an denen diese Komponenten beteiligt sind, betrachtet und insgesamt 15 Sicherheitsmängel oder Schwachstellen gefunden. Die Analyse wurde auf theoretischer Ebene durchgeführt, da zu diesem Zeitpunkt aufgrund noch nicht vorhandener Prototypen bzw. der noch nicht vorhandenen TI eine praktische Analyse nicht möglich war. Es wurde also das Sicherheitskonzept der GEMATIK analysiert. Im Folgenden werden nur einige zentrale Ergebnisse vereinfacht dargestellt, um deutlich zu machen, dass obwohl die Bedeutsamkeit der (Daten-)Sicherheit von Telematik-Befürwortern stets sehr betont wird, nicht von einem absolut sicheren System ausgegangen werden kann.

Bei dem IT-Sicherheitskonzept wird bemängelt, dass die GEMATIK unzulässige Annahmen über die Sicherheit der beteiligten Systeme macht:

---

[10] Huber, M., Sunyaev, A., & Krcmar, H. (2008). Technische Sicherheitsanalyse der elektronischen Gesundheitskarte.

„Da eine 100%ige Sicherheit eines IT-Systems in der Realität nie gewährleistet werden kann, ist die Annahme, dass die Systeme der TI als sicher anzusehen sind, überzogen" (S. 61 der Analyse-Dokumentation). Die Autoren empfehlen hier eine kritischere Betrachtung. Außerdem wird eine häufigere Überprüfung der Mindeststandards (bisher nur ein Mal jährlich) dringend empfohlen.

Zudem wurden mangelnde Sicherheitsvorkehrungen, beispielsweise an der Schnittstelle zwischen Konnektor und den Primärsystemen, als mögliche Angriffspunkte erkannt. Hier liegen vor allem die Schwachstellen, an denen Daten gestohlen und manipuliert werden könnten.

Aber auch unabhängig von Risiken durch Hacker und Malware wurden Mängel im Sicherheitskonzept gefunden. Die Wissenschaftler stellten fest, dass es zum Teil widersprüchliche Anforderungen gab. Dies sollte bei einem Sicherheitskonzept für so sensible Daten nicht auftreten und stellt daher ebenfalls ein bedeutendes Sicherheitsproblem dar. So wurde im Konzept beispielsweise erläutert, dass unter bestimmten Umständen eine vom Versicherten selbst nicht autorisierte Übermittlung medizinischer Daten an die Krankenkassen ermöglicht werden kann (was an sich schon fragwürdig ist). Diese Ausnahme müsse aber den Versicherten klar kommuniziert werden. Es fanden sich jedoch außer den gesetzlichen Grundlagen keine diesbezüglichen, spezifischen Informationen für die Patienten.

Ein weiteres Problem besteht bei eRezepten, die Unklarheit betreffend über mögliche papierbasierte Ersatzverfahren bei Systemausfällen und dem gleichzeitigen Problem von möglichen Mehrfacheinlösungen der Rezepte. Es ist offensichtlich, dass sowohl die fehlende Möglichkeit, ein Rezept einzulösen als auch die mehrfache Ausgabe verschreibungspflichtiger Medikamente Risiken darstellen.

Zwar ist die GEMATIK nach Veröffentlichung dieser Sicherheitsmängel auf einige Punkte in ihrem neuen Konzept eingegangen, jedoch wurden viele Aspekte nicht beachtet[27]. Nach unserer Recherche wurde keine aktuelle systematische Analyse und vor allem keine praktische Sicherheitsanalyse der TI durchgeführt, obwohl dies so kurz vor der angedachten flächendeckenden Einführung eine extrem wichtige Rückmeldung für Behandler und Patienten darstellen würde.[11]

Nach spätestens 30 Jahren liegen alle verschlüsselten Daten offen

Maximal 30 Jahre wird es dauern, bis alle Daten, also auch die medizinischen Daten offen liegen. Gesundheitsakten können dann bequem wie das Fernsehprogramm gelesen werden. Zu diesem ernüchternden Fazit kommt der Verschlüsselungsexperte Professor Johannes Buchmann in einem Interview mit dem ärztlichen Nachrichtendienst.

„Ich gehe davon aus, dass alle heute genutzten Verschlüsselungsverfahren in den nächsten Jahren und Jahrzehnten geknackt werden."

Nur neue Verschlüsselungsverfahren, die mit quantenmechanischen Prinzipien arbeiten, hält er für sicher.[12]

30 Jahre hört sich lange an. Ein Elektrogerät, das so lange hält, kauft man gerne. Aber wer heute geboren wird, muss damit rechnen, dass seine Daten in einem Alter offenliegen, in dem er gerade an seiner beruflichen Zukunft arbeitet. Als Linus Yale Junior vor etwa 160 Jahren das erste Zylinderschloss erfand, schien ein Jahrtausende altes Problem gelöst zu sein. Endlich waren Türen, Schränke, Truhen vor Einbrechern sicher. Yale soll sogar einen hohen Preis für denjenigen ausgelobt haben, der sein Schloss knackt. Zu Lebzeiten konnte er sein Geld behalten – niemand hat es geschafft. Heute dauert es mit einfachsten Werkzeug nicht einmal eine halbe Minute. Die gleiche Zeit braucht das kostenlose Programm „Brute Force", um ein 10stelliges Passwort zu knacken – egal wie viele Sonderzeichen, Großbuchstaben und Zahlen enthalten sind!

---

[11] Auf unsere konkrete Anfrage an die Gematik im August 2018 zur Serversicherheit wurde erhielten wir keine Auskunft

[12] https://www.aend.de/article/193280?utm_source=Abendnachrichten_2019-01-19&utm_medium=E-Mail&utm_campaign=Politiknachrichten

Ob quantenmechanische Verschlüsselungsverfahren der Sicherheit letzter Schluss sind, bleibt abzuwarten!

TEIL II – Weitergehende Informationen

In diesem Teil wollen wir interessierten Lesern weitere Informationen zur Telematik anbieten. Sie sind nicht unbedingt zur Entscheidungsfindung notwendig!

Datenunfälle mit Gesundheitsdaten

Viele verschiedene Gruppen haben ein Interesse daran, auf die Telematik-Infrastruktur und somit die Daten von Patienten zuzugreifen. Die Interessenslage von Hackern, die durch das Eindringen in Systeme bösartige und kriminelle Ziele verfolgen, ist offensichtlich: Ein erfolgreicher Angriff auf die Patientendaten kann ihnen nicht nur Anerkennung und Ruhm in gewissen Kreisen einbringen, sondern vor allem hohe Geldbeträge.

So gibt es im Ausland schon einige Fälle von Erpressung, die auf den Klau sensibler Patientendaten folgten. 2009 wurden beispielsweise in den USA nach dem Angriff auf ein E-Health-System, in dem 35 Millionen Rezeptverschreibungen von mehr als acht Millionen Patienten gespeichert waren, 10 Millionen Dollar Lösegeld für ein Passwort verlangt. Mit diesem sollte sich ein verschlüsseltes Backup der Daten freischalten lassen: der oder die Hacker hatten nicht nur die Daten gestohlen, sondern auch für alle anderen den Zugang zu den Daten verhindert[13]. Auch in Frankreich kam es ein Jahr zuvor zu einem Datendiebstahl bei einem Bluttest-Laborunternehmen. Als dieses nicht auf die Forderungen der Erpresser einging, wurden Patientendaten mit Download-Links über Twitter verbreitet[19]. Viren und Schadsoftwares können den Kriminellen ebenfalls einen Zugang zu den Systemen verschaffen. Erst letztes Jahr wurden in

[13] htttp://www.spiegel.de/netzwelt/web/spektakulaerer-hack-erpresser-verlangt-zehn-millionen-dollar-fuer-ein-passwort-a-622852.html

Großbritannien 40 Krankenhäuser und zahlreiche Arztpraxen auf diese Weise lahmgelegt. Auch hier wurden die gestohlenen Patientendaten verschlüsselt und ein Lösegeld für die Anleitung zur Entschlüsselung der Daten gefordert [14].

Dabei ist jedoch nicht nur die Erpressung der zuständigen Organisationen möglich. Auch Einzelpersonen, deren Daten gestohlen wurden, können auf diese Weise zur Kasse gebeten werden. Selbst ohne Erpressung können die Angreifer Profit machen: Es wird davon aufgegangen, dass in den USA ca. ein Drittel der Gesundheitsdaten (das heißt von über 120 Millionen Patienten) bereits gehackt wurde.[15] Schon jetzt gibt es einen regen Handel mit diesen Daten im sogenannten Darknet. Eine Patientenakte ist in den USA bis zu 50 $ wert. Neben diesem Verwendungszweck der Gesundheits-Daten ist es zudem möglich, mit den gewonnenen Informationen falsche Krankenhausrechnungen zu schreiben, Arzneirezepte im Namen der Opfer einzulösen oder Identitätsdiebstahl zu betreiben[16].

Nicht auszudenken sind zudem die Auswirkungen, wenn Hacker die Daten an das organisierte Verbrechen oder gar terroristische Organisationen weitergeben. Dabei muss man bedenken, dass durch einen Hackerangriff nicht „nur" Datendiebstahl, sondern wie oben beschrieben auch die Lahmlegung des Systems oder - wenn wir uns an die Verwendung der Telematik im Rettungsdienst erinnern - eine Ortung und gezielte Ausschaltung einer Vielzahl von Rettungsfahrzeugen möglich ist.

Eine besondere Gefahr kann außerdem von „böswilligen Insidern" ausgehen, wobei es sich meist um (ehemalige) Mitarbeiter der jeweiligen Organisation handelt, die direkten Systemzugang besitzen oder besaßen. Dieser ungehinderte Zugang macht diese Gruppe so gefährlich. Neben finanziellen Interessen kann hier auch Rache oder Informationsdiebstahl

---

[14]https://www.morgenpost.de/politik/article210553117/Krankenhaeuser-in-England-durch-Hacker-Angriff-lahmgelegt.html

[15] http://digitalpresent.tagesspiegel.de/patientendaten-sollen-europaweit-vernetzt-werden

[16] https://www.welt.de/wirtschaft/webwelt/article159074425/So-machen-Hacker-schnelles-Geld-mit-Patientenakten.html

bei Firmenwechsel eine Rolle spielen[17]. Leidtragende bleiben unabhängig davon auch immer die Patienten. Weitere mögliche Interessensbereiche sind neben Wirtschaftsspionage auch Insiderhandel mit Aktien. So ist es beispielsweise denkbar, dass für ein Pharma- oder Medizintechnik-Unternehmen beim Zugriff auf die Daten seiner medizinischen Forschung vor deren Veröffentlichung Milliarden auf dem Spiel stehen[18].

Die anfällige Sicherheit der Systeme, in denen sensible Patientendaten gespeichert sind, bleibt aktuell. Auch im Jahr 2018 gibt es wieder Fälle von Hackerangriffen auf Patientendatenbanken. Bereits Anfang des Jahres wurden Daten von fast 3 Millionen norwegischen Patienten gehackt[19]. Zudem kommt der Angriff auf Daten von 1,5 Millionen Menschen aus Singapur, darunter die des dortigen Ministerpräsidenten, auf den es die Hacker allem Anschein nach abgesehen hatten[20]. Dies ist ein Beispiel für die Verwendung medizinischer Daten für politische Zwecke und ist laut Sicherheitsexperten kein Einzelfall. So werden diese Daten beispielsweise von ausländischen Nachrichtendiensten genutzt, um Politiker unter Druck setzen zu können[21].

Auch wenn bisher über Angriffe auf ausländische Systeme berichtet wurde, ist das Hacken von Patientendaten in Deutschland keinesfalls ein Fantasie-Szenario. Beispielsweise wurden 2016 mehrere Kliniken in Nordrhein-Westfalen Opfer von Cyberangriffen[22] und im Frühjahr 2018 gab es anscheinend einen Zugriff auf Akten von hunderten deutschen Krankenhäusern. Insider der Plattform „Medileaks" berichteten, dass sie über Da-

---

[17] Huber, M., Sunyaev, A., & Krcmar, H. (2008). Technische Sicherheitsanalyse der elektronischen Gesundheitskarte.

[18] https://www.welt.de/wirtschaft/webwelt/article159074425/So-machen-Hacker-schnelles-Geld-mit-Patientenakten.html

[19] https://www.heise.de/newsticker/meldung/Offenbar-Patienten-Daten-von-fast-3-Millionen-Norwegern-gehackt-3945709.html

[20] http://www.spiegel.de/netzwelt/web/singapur-patientendaten-bei-hackerangriff-abgegriffen-auch-vom-regierungschef-a-1219482.html

[21] https://www.zdf.de/nachrichten/heute/digitalisierung-des-gesundheitswesens-100.html

[22] https://www.aerztezeitung.de/praxis_wirtschaft/klinikmanagement/article/905018/it-sicherheit-hacker-nehmen-kliniken-nrw-visier.html

ten von 300 Krankenhäusern in Deutschland aus den letzten zehn Jahren verfügen. Medileaks veröffentlicht Analysen von Patienten und Operationsdaten. Nach eigenen Angaben ist ihr Ziel, der „Ökonomisierung" der Krankenhäuser entgegen zu wirken[23,24]. Wie leicht die Plattform-Betreiber an so große Datenmengen gelangt sind, zeigt dass auch in Deutschland die Sicherheit der Patientendaten stark gefährdet ist. Das ist auch für die Verantwortlichen nichts Neues, Datenschützer warnen seit Jahren vor den unzureichenden Sicherheitsvorkehrungen[25]. Leider scheint die Sicherheit der Patientendaten keine Priorität zu haben, sondern lediglich die schnelle Durchsetzung der Telematik-Pläne.

Neben den gezielten Angriffen auf Patientendaten gab es auch schon einige Fälle von unbeabsichtigten Datenlecks im Gesundheitssystem. 2011 gelangten tausende Daten psychisch kranker Patienten aus Kliniken in Schleswig-Holstein und Baden-Württemberg frei zugänglich ins Internet. Man ging davon aus, dass dies an organisatorischen Mängeln zwischen mehreren Einrichtungen sowie fehlenden Dokumenten und Qualitätskontrollen in der IT lag. Auch die Software-Sicherheit sei nicht ausreichend überprüft gewesen. Ungewiss bleibt, wie lange die Daten zugänglich waren, bevor das Leck bemerkt wurde[28]. Oft bestehen unklare Zuweisungen von Verantwortlichkeiten bei den Beteiligten und unausgereifte Systeme hinter solchen Datenpannen. Ein Test bei der Krankenkasse Barmer GEK durch die „Rheinische Post" zeigte, dass lediglich durch einige Telefonate und mit wenig Zeitaufwand der Zugang zu sensiblen Versichertendaten erlangt werden konnte[29,30]. Auch zwei Reporterinnen des ZDF-Magazins Frontal 21 gelangten telefonisch ohne Probleme an Versichertenkarten der jeweils anderen[26].

Wie erwähnt, wurde Anfang 2018 ein Datenleck in einer App für Rettungskräfte offengelegt, durch das detaillierte Patienteninfos und Einsatz-

---

23 https://www.futurezone.de/digital-life/article214159475/Patientendaten-aus-hunderten-Krankenhaeusern-gestohlen.html

24 https://www.zdf.de/nachrichten/heute/digitalisierung-des-gesundheitswesens-100.html

25 https://www.youtube.com/embed/w4fZ0_c-QmE

26 https://www.youtube.com/embed/w4fZ0_c-QmE

daten einsehbar waren. Dies geschah offenbar durch eine fehlerhafte Programmierung der App[31].

Weitere Risiken mit weitreichenden oder unabsehbaren Folgen

Die Eingriffsmöglichkeiten von Krankenkassen

Eine große Befürchtung vieler Behandler ist, dass die Krankenversicherungen auf die Daten des Patienten und gleichzeitig auf die Daten des Behandlers zugreifen könnten. Über die Telematik-Anbindung könnten die Daten der Patienten sowie die ärztlichen Leistungen bereits behandlerbezogen an die Krankenkassen übermittelt werden.

Dadurch würde der Patient nicht nur gegenüber der Krankenversicherung gläsern, der Behandler wäre einer ständigen Online-Kontrolle ausgesetzt. Natürlich könnte man argumentieren, die Krankenkassen haben doch schon alle Diagnosen, Medikamente und Behandlungsmethoden. Das stimmt! Aber, sie haben bisher noch keinen Einblick in die Krankenakten. Bekommen Krankenkassen diesen Einblick, können sie den Ärzten und Behandlern quasi „über die Schulter" gucken. Spezielle Algorithmen können Risikopatienten berechnen und bereits auf dem Weg der künstlichen Intelligenz Behandlungsmethoden ausschließen. In unserem Fall könnten Patienten als therapieresistent „erkannt" werden und von jeder weiteren Behandlung ausgeschlossen werden.

Die Gefahren von Algorithmen – alle Daten können und werden gegen Sie verwendet werden

Das Sammeln von Daten macht nur dann „Sinn", wenn Sie „ausgewertet" werden. Algorithmen sind laut Wikipedia eine „eindeutige Handlungsvorschrift zur Lösung eines Problems oder einer Klasse von Problemen. Algorithmen bestehen aus endlich vielen, wohl definierten Einzelschritten. Damit können sie zur Ausführung in ein Computerprogramm implementiert, aber auch in menschlicher Sprache formuliert werden. Bei der Problemlösung wird eine bestimmte Eingabe in eine bestimmte Ausgabe überführt".

Eine Klausur, ein Intelligenz- oder Persönlichkeitstest wäre ohne einen Algorithmus undenkbar. Anhand von vorgegebenen Kriterien werden bestimmte Ergebnisse generiert. Dies ist bei einer Mathematik-Arbeit sicherlich noch relativ einfach, bei einem Intelligenztest schon komplexer und bei einem Persönlichkeitstest sicherlich noch wesentlich komplexer. Am Ende wird entschieden, ob jemand bestanden hat oder durchgefallen ist, ob er einen bestimmten IQ hat oder ob er eine neurotische Persönlichkeit ist. Im letzteren Beispiel werden schon die Gefahren deutlich: Hier wird etwas festgelegt, was vielleicht gar nicht so ist. Natürlich würden wir als ordentlich arbeitende Psychotherapeuten uns auf unseren persönlichen Eindruck vom Patienten oder auch vielleicht weitere Tests verlassen, bevor wir nur anhand des Ergebnisses eines Tests ein solches Urteil fällen. Ein bekanntes Beispiel solcher Negativauswirkungen haben Scores bei der Kreditvergabe. Wirtschaftsauskunfteien, wie die SCHUFA, entscheiden letztlich darüber, ob jemand einen Kredit bekommt oder auch bei der Vergabe einer Wohnung abgelehnt wird. Das kann fatale Folgen haben. Wir haben hierzu einige Dokumentationen von Sendungen auf 3-Sat, unter anderem eine Diskussion bei Scobel gefunden, die die Risiken aufzeigen.

Warum beschäftigen wir und damit? Nun, sobald die Patientendaten nicht nur zentral gespeichert werden, sondern, wenn sämtliche Behandlungsdaten eines Patienten zusammengefasst werden, kann ein Patient anhand bestimmter Algorithmen Risikoklassen zugeordnet werden. So bietet die Techniker- Krankenkasse als erste Versicherung ihren Patienten einen Diagnose-Algorithmus an. Das hört sich zunächst sehr patientenfreundlich an. Der Patient gibt seine Symptome – in der APP ADA – ein und erhält Hinweise auf mögliche Krankheiten. Hiermit geht er zu seinem Arzt und hat bereits ein Vorwissen. Sehen wir einmal davon ab, dass viele Ärzte über solche Vordiagnosen häufig nicht erfreut sind, müssen wir uns trotzdem fragen: WER sieht diese Daten außerdem noch? Liest die Techniker-Krankenkasse mit und speichert die Symptome? Erstellt sie daraus

Risikoprofile für einzelne Patienten? Auch wenn dies derzeit noch nicht gemacht wird oder auch nicht geplant ist, möglich ist es! Betrachten wir den Hintergrund des Angebotes etwas näher: Warum bietet eine Krankenkasse solche Selbstdiagnosesysteme an? Gibt es im Internet nicht genügend solcher Systeme, wie zum Beispiel, net-doktor.de, bei denen die Patienten so etwas anonym eingeben können? Abgesehen davon, dass Patienten hier ihre Daten freiwillig eingeben, könnte dies auch ein Test für künftige Algorithmen sein. Der Arzt gibt seine erfassten Befunde, Laborwerte, Diagnosen, Therapie- und Medikationspläne sowie die Behandlungsverläufe und Ergebnisse wie gehabt in die Akte ein. Bisher erfährt die Krankenkasse nur die Diagnose und die Behandlungspläne. Über die Telematik hätte sie die Möglichkeit „tiefere Einblicke“ in die Behandlung einzelner Patienten zu nehmen. Und hier kommen die Algorithmen ins Spiel. Anhand von Erfahrungswerten und Forschungsergebnissen können Algorithmen ähnlich wie die Algorithmen einer Mathematikarbeit oder eines Intelligenztestes geeicht werden, mit den Ergebnissen anderer Behandler korreliert werden und so ein Gesundheitsprofil des Patienten erstellt werden, ohne dass dieser davon etwas weiß oder merkt. Der Gesetzgeber verbietet (noch) Risikozuschläge zu den gesetzlichen Beiträgen zu erheben. Aber solche Ergebnisse könnten zum Beispiel dem medizinischen Dienst vorgelegt werden, wenn die Krankenkasse Zweifel am Sinn einer beantragten Behandlungsmaßnahme hat und diese dann aus ihrer Sicht verständlich ablehnt oder eine bereits laufende Behandlung unterbricht, weil sie laut Algorithmus keinen Erfolg mehr haben wird. Abgesehen davon, dass der Patient dann gesundheitlich entmündigt wird, wird auch der Wert des ärztlichen Urteils, das nicht nur aus mathematischen Algorithmen, sondern auch aus „Erfahrungsalgorithmen“ besteht, komplett entwertet. Der Arzt wird für die Krankenkassen lediglich zum Datenerfasser, Computerprogramme legen im schlimmsten Fall Behandlungs- und Medikationspläne fest.

Die Techniker Krankenkasse bietet jetzt schon Versicherten Diagnose-Algorithmus an, der helfen soll, die eigene Gesundheit selbst einzuschätzen. Ebenso leicht kann dieser Algorithmus von „der anderen Seite“

verwendet werden, um das potentielle Risiko eines versicherten abzuschätzen.[27]

Wollen wir eine solche Zukunft?[28]

Es gibt zwei gute Fernseh-Dokumentationen über die Macht der Algorithmen, die in der Mediathek der Sender abgerufen werden können:

Unheimliche Macht - Wie Algorithmen unser Leben bestimmen[29]

Das Ende des Zufalls - Die Macht der Algorithmen[30]

Widerstand der Ärzte, Zahnärzte und Psychotherapeuten gegen die Telematik

Viele Ärzte stehen der Telematik kritisch gegenüber. Sie befürchten vor allem, dass die Vertraulichkeit der Gesundheitsdaten gefährdet ist. Deshalb zögerten viel Praxen mit dem Anschluss an die Telematik-Infrastruktur. Im August 2018 waren in Baden Würtemberg gerade einmal 12 % aller Praxen angeschlossen. Bundesweit, so unsere Schätzung, waren es 23% der Praxen, die Ende 2018 an die Telematik angeschlossen waren.

In einer Umfrage von uns war die Hauptbefürchtung die Verletzung des Gesundheitsgeheimnis. Knapp 60% der Behandler befürchteten, dass der Arzt-Patient-Kontakt durch eine weitere technische Hürde distanzierter würde. Etwa 54% der Teilnehmer kritisierten, dass der Kontakt zu anderen Behandlern abnimmt - aber gerade das kurze Gespräch über den Befund oder den Patienten bringe oft weitere wichtige Erkenntnisse, die nicht im Befund selbst stehen.

---

27 https://www.aend.de/article/192183

28 https://de.wikipedia.org/wiki/Algorithmus

29 https://www.zdf.de/dokumentation/unheimliche-macht---wie-algorithmen-unser-leben-bestimmen-102.html

30 http://www.3sat.de/mediathek/?mode=play&obj=71022

Weiterhin wurden noch andere Gründe genannt:

- Das Vertrauen der Patienten in die Behandler könnte gefährdet werden. Ich gehe davon aus, dass sich der einzelne ggf. sehr gut überlegt was er noch Preis gibt.
- sehe keine Effizienz für meine Psychotherapeutische Arbeit - mehr Reibungsverluste durch Standardisierung, Kontrolle - Fehlersuche etc. - lauter Unerfreulichkeiten, die mir die Arbeit mit Patienten nicht erleichtern.
- Patienten, die über die Telematik informiert sind, könnten sich aus Angst vor der Verfügbarkeit ihrer Diagnosen gegen eine psychotherapeutische Behandlung entschließen.
- Ich würde gegen den ausdrücklichen der Mehrheit meiner Patienten handeln, und wenn ich nur auch nur das Vertrauen einer Minderheit auf das Spiel setzen wollte, hätte ich doch für Alle das Vertrauen verspielt.
- Die Patientenaufklärung wird unter dem ganzen bisherigen Datenmüll untergehen.
- Hemmung bei der Stellung bzw. Eingabe "schwerwiegender", d.h. potentiell stigmatisierender Diagnosen; Gefährdung des Vertrauensverhältnisses zwischen Patient und Psychotherapeut.[31]

Dass nur ca. 20 der Praxen bis jetzt an die TI angeschlossen sind (in Baden-Württemberg sind es sogar nur 12%, Stand August 2018[32]), lässt erkennen, dass die flächendeckende TI unmöglich bis zum 01.07.2019 umzusetzen ist. Viel wichtiger: Offenbar hat ein Großteil der Behandler ernste Bedenken gegenüber dem Projekt in der beabsichtigten Form (einige dieser Bedenken werden wir in den kommenden Kapiteln noch einmal ausführlich erklären).

[31] https://www.umfrageonline.com/results/df70ef2-b908958

[32] https://www.stuttgarter-zeitung.de/inhalt.trotz-strafandrohung-fast-90-prozent-der-praxen-noch-nicht-am-gesundheitsnetz.47999098-2b08-482f-a162-f24eb8e5112c.html

So wird im Beschlussprotokoll des Deutschen Ärztetages[33] im Mai 2018 gefordert, die verpflichtende Anbindung an die Telematik auszusetzen. Dort werden folgende Gründe aufgezählt:

- Wiederholte und/oder dauerhafte Systemausfälle, Gesundheitskarten können mitunter nicht eingelesen werden, Praxisabläufe werden behindert
- Industrie kann absehbar bis Ende 2018 weder eine zuverlässige Funktionsfähigkeit gewährleisten, noch alle potenziellen Teilnehmer anschließen
- Die Finanzierung der Installation ist nicht gesichert, für Kliniken gibt es bis heute keine Finanzierungsvereinbarung
- Marktmonopol bei den Konnektor-Anbietern
- Praxistauglichkeit der TI nicht ausreichend nachgewiesen
- Erhebliche Zweifel, dass das jetzt konzipierte Modell mit der EU-Datenschutz-Grundverordnung (EU-DSGVO) konform ist

Inzwischen gibt es Petitionen, die sich gegen die Telematik und die elektronische Gesundheitskarte z.B. mit dem Titel „Keine gläsernen Patienten - keine Telematik in der Psychotherapie" gegen die Telematik aussprechen. Bisher gibt es mehr als 10.000 Unterzeichner.[34]

Unter dem Motto "Stoppt die eCard!" wird von einem breiten Bündnis von Bürgerrechtsorganisationen, Datenschützern, Patienten und Ärzteverbänden die Einführung der elektronischen Gesundheitskarte kritisiert35und gefordert, dass das Großprojekt gestoppt werden soll36. Außerdem klären sie auf ihrer Internetseite www.stoppt-die-e-card.de Patien-

---

[33] http://www.bundesaerztekammer.de/aerztetag/121-deutscher-aerztetag-2018/beschlussprotokoll/

[34] https://secure.avaaz.org/de/petition/An_die_Bundesbeauftragte_fuer_den_Datenschutz_Frau_Andrea_Vosshoff_Keine_glaesernen_Patienten_keine_Telematik_in_der_Psy/

[35] https://www.stoppt-die-e-card.de

[36] https://ddrm.de/dr-silke-lueder-sprecherin-der-aktion-stoppt-die-e-card-zur-elektronische-gesundheitskarte-das-grossprojekt-muss-gestoppt-werden/

ten über die Gesundheitskarte auf[37]. Bis Oktober 2018 waren bereits rund 800.000 Unterschriften gegen die elektronische Gesundheitskarte gesammelt worden.[38]

Der Verein „Patientenrechte und Datenschutz e.V." entstand 2016 aus einem Zusammenschluss zweier Initiativen mit ähnlichen Zielsetzungen. Es handelt sich um Mitglieder gesetzlicher Krankenkassen, die aufgrund des Datenschutzes Kritik an der Telematik üben und fordern, dass die Telematik-Infrastruktur gestoppt wird[39].

Auf der Seite www.freiheit-fuer-ein-prozent.de werden unter dem Motto „1 %: Der Preis meiner Daten, der Preis meiner Freiheit. Wir machen bei der sog. Telematik-Infrastruktur" nicht mit!" aktuelle Infos zur Telematik gegeben bzw. verlinkt[40] und ein „Manifest gegen das Telematik Infrastruktur-Diktat" kann unterzeichnet werden[41] [42]

Mit dem Ziel "Rote Karte für die TI" setzt sich eine Gruppe von Zahnärzten das Ziel, auf die Probleme und Gefahren der Zwangsanbindung an die Telematik-Infrastruktur sowohl für die Heilberufler, als auch die Patienten aufmerksam zu machen[43]. Die rote Karte ist als Postkarte gestaltet, die an Abgeordnete des Deutschen Bundestages adressiert werden kann.[44] [45]

Auch ein Mitarbeiter der Verbraucherzentrale Hamburg kritisierte entschieden die Telematik-Pläne, ihren Nutzen und ihre Sicherheit in

---

37 https://www.stoppt-die-e-card.de/index.php?/pages/patinfo1.html
38 https://www.stoppt-die-e-card.de/
39 https://patientenrechte-datenschutz.de/patientenrechte-und-datenschutz/ueber-uns/
40 http://www.freiheit-fuer-ein-prozent.de
41 http://www.freiheit-fuer-ein-prozent.de/wp-content/uploads/2018/07/Manifest-Vorderseite-bundesweit-7-18.pdf
42 http://www.freiheit-fuer-ein-prozent.de/
43 http://www.rote-karte-fuer-die-ti.de/about.html
44 http://www.rote-karte-fuer-die-ti.de/rote-karte-konkret.html
45 http://www.rote-karte-fuer-die-ti.de

einem Interview mit dem Forum InformatikerInnen für Frieden und gesellschaftliche Verantwortung e.V.[46]

In einer aktuellen Umfrage des Kollegennetzwerkes Psychotherapie, zweitgrößte Interessenvertretung von (Kinder- und Jugend-)Psychotherapeuten und Ärzten in Deutschland, gaben 92,7% der Befragten an, dass sie sich nicht an die Telematik anschließen lassen wollen.

Diese Entwicklung zeigt, dass die Telematik-Pläne wohl nicht durchgesetzt werden können. Vorausgesetzt der Widerstand bleibt bestehen.
Das Psychotherapeutennetzwerk will demnächst alle Telematik-Kritiker unter www.telematik-kritik.de vernetzen.

---

[46] https://www.fiff.de/publikationen/broschueren/fiff-egk-broschuere-ii/5-freuen-sich-die-patientinnen-und-patienten-auf-die-egk/?searchterm=Telematik)

Wenn die Telematik doch so sicher ist, warum wird das Telematik-Netz nicht von der Bundesregierung benutzt?

„Spectre"[47] ein Wort, das den Sicherheitsexperten des BSI, des ‚Bundesamtes für Sicherheit' in der Informationstechnik seit einiger Zeit schlaflose Nächte bereitet. „Spectre" ist eine völlig neue Lücke, über die sich von außen Daten stehlen lassen – offensichtlich auch bei Regierungsnetzwerken. Das Magazin „P.M." berichtet in seiner Ausgabe 12/2018 darüber, dass die Zahl der mit Schadprogrammen versehenen E-Mails im Jahr 2017 um 18 % auf insgesamt 52.000 bei der Bundesregierung angestiegen ist. Doch verglichen mit der Zahl der Cyberangriffe auf die Regierung, die von herkömmlichen Antivirenprogrammen nicht erkannt werden, Peanuts! Knapp 1,5 Mio. Angriffe gibt es jährlich auf die Bundesregierung. Also etwa 400 pro Tag. Aber richtig erschrecken darüber tut offenbar niemand, sodass es nicht verwunderlich ist, dass Andreas Könen, im Bundesinnenministerium für die Cyberabwehr zuständig, lapidar zugibt: „Wir sind so angreifbar wie noch nie!"

Und Könen weiter:

„Es gibt permanent neue Angriffe. Mit krimineller Schadsoftware werden Behörden, Unternehmen und Bürger attackiert. Je weiter die Digitalisierung fortschreitet, desto verwundbarer sind wir."

Deshalb fordert Könen eine gesetzliche Erlaubnis: „Rache nehmen zu können," in Form von sogenannten „Hackbacks", die die Rechner der Hacker lahmlegen sollen.[48]

Wir sehen, dass selbst die Bundesregierung nahezu hilflos die den Hackerangriffen ausgeliefert ist. Nationale Cyberabwehrzentren wie das BSI sind im Dauerkampf gegen die Hackermafia und vielleicht werden auch

---

[47]https://www.zdnet.de/88339087/neuer-spectre-angriff-ermoeglicht-datendiebstahl-aus-der-ferne/

[48] P.M. 12/2018, 20-30

bei uns nach „erfolgreichem Anschluss der Telematik“ Cyberabwehrzentren in der Bundespsychotherapeutenkammer oder der Kassenärztlichen Bundesvereinigung entstehen müssen, um die permanenten Hackerangriffe abzuwehren.

Am 14.11.2018 gelang es der russischen Hackergruppe Snake die elektronischen Postfächer von Bundestagsabgeordneten, Email-Konten des Bundestagsnetzwerkes, Rechner der Bundeswehr und Rechner einiger Botschaften zu attackieren.

Man muss offensichtlich keine technisch hochgerüstete Ausstattung und fundierte IT-Kenntnisse besitzen, um in Sicherheitsbereiche einzudringen: Im Januar gelang es einem 20jährigen Schüler 994 Politikerinnen und Politiker zu hacken und Daten von ihnen zu veröffentlichen. Er hat weder die Ausrüstung noch die Kenntnisse, so der ermittelnde Staatsanwalt Ungefuk. „Er habe keine entsprechende Ausbildung, sondern sich seine Kenntnisse durch Interesse "und viel Zeit" angeeignet.“

Damit habe der Schüler im gesamten Jahr 2018 Daten gesammelt und Accounts gehackt, und dabei auch keine Schadsoftware benutzt, sondern Passwörter einfach „überwunden“. Der Schüler sein kein „Hacker im klassischen Sinne“ .[49]

Fazit: einem 20jähriger mit technischem Halbwissen ist es offenbar „kinderleicht“ gefallen, in das Regierungsnetzwerk einzudringen.

Wenn das Gesundheitsnetz, die Telematik-Infrastuktur das sicherste IT-Netz der Welt ist, wie es uns das Gesundheitsministerium von der Sicherheit so überzeugt ist, warum benutzt die Bundesregierung dann nicht die gleiche Technologie ? Immerhin müsste der amtierende Bundesinnenminister die Telematik-Infrastruktur noch kennen – schließlich war er selbst mal Bundesgesundheitsminister.

Dazu eine kurze Randbemerkung: Das Sina-Netzwerk der Bundesregierung, Pedent zur Telematik-Infrastruktur, wird von der Firma Secunet

---

[49] https://www.zeit.de/digital/datenschutz/2019-01/datenklau-hacker-schueler-angriff-daten-politiker-datendiebstahl-datenleak

hergestellt. Secunet bietet auch einen der Konnektoren für die Telematik-Infrastruktur an. Noch Fragen?

Lösungen und Vorschläge

Wir wollen jetzt Überlegungen anstellen, wie die beschriebenen Dilemmata lösbar werden könnten und Alternativen diskutieren. Ein sehr interessantes Modell entshet in den Überlegungen des kritischen Hausarztes Dr. Stefan Streit.

Neue Horizonte - Digitalisierung in der Medizin. So kann's gehen!

Von Stefan Streit

Der Beitrag von Herrn Tschirsich, zur Digitalisierung in der Medizin, gehört zu den meistgeklickten Vorträgen des 35C3. Die Probleme rund um die geplanten, digitalen Patientenakten und die Telematikinfrastruktur sind ebenso vielfältig, wie unübersichtlich.

Das Geheimnis ist durch die Digitalisierung zu einem fragwürdigen Schutzkonzept geworden. Ausgerechnet die binäre Digitalisierung erzwingt nun den Abschied von liebgewonnenen schwarz-weißen Gewissheiten. Aktuell macht graue Datennutzung den weitaus größten Teil der Datenübertragungen in der Medizin aus. In diesem gigantischen, rechtsfreien Raum erfolgt die Datennutzung derzeit völlig unreguliert. Geregelt ist offensichtlich ausschließlich nur die weiße Datennutzung. Dies so gründlich, dass praktisch jeder ärztliche Datentransfer entweder illegal oder unangemessen aufwendig wird. Zur Verhinderung schwarzer Datennutzung existiert dagegen keine politische Idee. Das von mir vorgestellte Konzept basiert auf einem neuen bio-psycho-sozio-informationellen Gesundheitsbegriff, der Gesundheitsdaten als Teil der Persönlichkeit betrachtet.[50]

Diese scheinbar kleine Intervention, zusammen mit strikter Zweckbindung, wie von der DSGVO sowieso gefordert, justiert die Wechselwir-

---

[50] https://media.ccc.de/v/35c3-9566-lightning_talks_day_2#t=6586

kung bestehender Gesetze neu. Ohne jede Gesetzesänderungen kommt man jetzt zu Perspektiven für gegenwärtig unlösbare Probleme. Dieses Konzept wurde vom Institut für Sozialstrategie begutachtet und als Langversion veröffentlicht.[51]

Seit Mai 2018 liegt das digitale Dilemma dem Landtag in Düsseldorf als Petition vor. Hier ist zu klären, ob der Internetanschluss von Arztpraxisservern mit Patientendaten, wie vom E-Health-Gesetz gefordert, erfolgen soll, oder ob er, da von der Landesdatenschutzbeauftragten NRW ausdrücklich untersagt, unterbleiben muss. Während die fehlende Sicherheit digitaler Patientenakten für Patienten derzeit offenkundig ist, wird der Rechtsunsicherheit bei der Nutzung der Telematikinfrastruktur von den Ärzten zu wenig Beachtung geschenkt. Das gegenwärtige Digitalisierungskonzept für die Medizin disqualifiziert sich durch konsequente Nutzung digitaler bad practice: Geheime Software statt Open-Source, "Hardwareschutz" durch "sichere Lieferkette" statt durch white-hat-hacking, Zentralisierung statt dezentraler Lösungen, Sanktion statt Belohnung, topdown statt bottom-up, Technologie statt sozialer Übereinkunft. Bis auf weiteres rate ich, aus ärztlicher Sicht, also mit Hinblick auf Ihre informationelle Unversehrtheit - und die liegt mir als Arzt natürlich am Herzen - sowohl von einer Nutzung digitaler Patientenakten, als auch von der Telematikinfrastruktur, ab.

[51] https://www.institut-fuer-sozialstrategie.de/2018/11/15/gesundheit-eigentum-und-digitalisierung-in-der-medizin-ueberlegungen-zu-einem-neuen-gesundheitsdateneigentumsbegriff/

Gesundheit, Eigentum und Digitalisierung in der Medizin Überlegungen zu einem neuen Gesundheitsdateneigentumsbegriff

Von Stefan Streit

Die Telematikinfrastruktur, aber auch die digitalen Patientenakten, bauen darauf, die Ärzte würden es schon nicht so genau mit den gesetzlichen Regeln und dem Datenschutz nehmen. Kosten von zwei Milliarden Euro + X machen die Telematikinfrastruktur zu einem Leuchtturmprojekt. Keine Frage, die Telematik für sich – ganz isoliert betrachtet – ist gut gemeint. Sie ist theoretisch sicher, sie könnte praktisch funktionieren und sie ist politisch gewünscht. Wer das Projekt im Überblick betrachtet, erkennt einen sich neigenden, auf Sand gebauten, Leuchtturm, der unsichtbares Licht abstrahlt. Nur die, die ständig im unsichtbaren Bereich unterwegs sind, erkennen seine Signale. Für die Meisten bietet er, im Sturm der Digitalisierung, derzeit keine Orientierung. Die zunehmende Schieflage wegen des fehlenden Fundaments, verringert das Vertrauen in seine Wirkung. Politische Abstützbemühungen ändern hieran bislang nichts.

Politik und Verwaltung verweigern Antworten und ignorieren jeden, der Fragen stellt. Digitalisierung als Kulturtechnik entwickelt sich unterdessen weiter. Wir Ärzte sollen digital kommunizieren, obwohl es nur eine Frage der Zeit ist, bis digitalisierte Daten in einem Netzwerk öffentlich werden. Derzeit hofft jeder, dass es ihn nicht erwischt. Auf so einer Grundlage kann Digitalisierung in der Medizin nicht gelingen.

Ärztliches Handeln soll die Gesundheit der Patienten befördern, dazu gehört in der digitalen Zukunft auch eine informationelle Unversehrtheit. Im Zweifel gilt beim ärztlichen Handeln der Grundsatz des „Nicht Schadens“. Gegenwärtig verwenden ‚andere Marktteilnehmer‘ die Sprechstundendaten unserer Patienten, nicht selten zu deren Nachteil. In der Folge führen diese Daten zu Lebenslaufveränderungen und machen unsere Patienten so informationell krank. Ärztliches Tun darf aber unsere Patienten nicht mehr krank machen, als „kein ärztliches Tun“. Erheben von Sprechstundendaten ist ärztliches Tun und deshalb darf es uns Ärzten nicht egal sein, was durch unser Tun ausgelöst wird. Vor allem deshalb nicht, weil Ärzte immer dann, wenn es um die Gesundheit von konkreten Menschen geht, keiner Weisung durch Nichtärzte unterliegen.

Hier brauchen wir eine Auflösung:

1. bio-psycho-sozio-informationeller Gesundheitsbegriff nach Streit

So wie die Verletzung der Haut ein Fall für den Arzt ist, sind auch Angst und fehlende soziale Teilhabe beispielsweise durch Depression heutzutage ein Fall für den Arzt. Dies gründet zwanglos auf dem mittlerweile allgemein anerkannten bio-psycho-sozialen Gesundheitsmodell nach Thure von Uexküll. Durch die Digitalisierung verbreiten sich Informationen und Daten über Menschen in einer bisher nicht bekannten Weise. Das was andere Menschen über mich wissen, wirkt heute ganz anders auf mich zurück, als vor der Digitalisierung. Heute umgibt jeden Menschen eine, ihm meist gar nicht bekannte, Datenwolke. Begreift man diese menschliche Informationssphäre als den äußersten Teil des menschlichen Phänotyps, dann ergibt sich daraus die Notwendigkeit, auch diesen informationellen Anteil des Phänotyps gesund zu erhalten. Jenseits der Haut, dem biologischen Phänotyp, liegt der psycho-soziale Raum der individuellen Angst und der gemeinschaftlichen Freude, der seinerseits von der informationellen Sphäre umgeben ist. Die schmerzhafte Verletzung der Haut begreift jeder intuitiv als eine biologische Erkrankung.

Der Schritt, invalidisierende Angst, die über Vermeidungsverhalten in einen Teilhabeverlust einmündet, als psychische Erkrankung zu begreifen, ist schon viel größer. Versetzt ungezügelte Machtausübung einen Menschen in dauerhafte Angst, löst dabei eine Depression aus und treibt ihn so in den Suizid, dann erkrankt dieser Mensch allein durch Informationen, die auf seine Gedanken wirken. Der Erkenntnisweg, Informationen könnten Gedanken von Menschen beschädigen, muss erst einmal gegangen werden. Macht ist insofern nichts anderes, als die Wirkung von Information auf einen Menschen. Billigt man Informationen eine krankmachende

Wirkung zu, dann werden Gesundheit und Krankheit anwendbare Kategorien beim Dateneigentum. Die Wirkung digitalisierter, ärztlicher Gesundheitsdaten auf einen Menschen verstärkt sich, weil er sie in der Absicht offenlegt, um Hilfe nachzufragen. Patient und Arzt operieren gegenwärtig in einem Dilemma, wo Hilfe nur um den Preis einer weiteren informationellen Verwundung möglich wird. Diese Konstruktion ist unmenschlich. Es bedarf deshalb zusätzlicher sozialer Übereinkünfte zum Schutz der informationellen Unversehrtheit.

2. Konzept des Gesundheitsdateneigentums nach Streit

Jurisdiktion und Politik erklären das Dateneigentum für tot, weil sonst jede digitale Kommunikation zum Erliegen käme. Zu diesem Ergebnis kommt man allerdings nur, wenn man hier vom klassischen juristischen Eigentumsbegriff ausgeht. Dafür gibt es in Zeiten des digitalen Umbruchs allerdings gar keine Rechtfertigung mehr.

Da von den hauptamtlichen Akteuren nichts zu hören ist, lege ich auch hier einen Entwurf vor: Der Weg vom Sacheigentum zum Dateneigentum ist viel weiter, als der vom Besitz zum Eigentum. Wo das bürgerlich Eigentum heute verpflichtet, konnte der feudale Besitzer noch umfänglich verfügen. Eigentumsrechte schränken durch den Aspekt des Gemeinwohls die Möglichkeiten ein. Der Eigentumsverfügungsrahmen von Gesundheitsdaten reduziert sich gegenüber dem Sacheigentum noch deutlich weiter. Informationen über Menschen tangieren Menschen, sie wirken direkt auf deren Gesundheit zurück, dies wurde oben gezeigt. Vorstellungen, die persönliche Informationen für Menschen als gesundheitsneutral einschätzen, müssen als überholt angesehen werden. Vor Thure von Üexküll gab es kein Konzept für Erkrankungen, die keine eindeutigen körperlichen oder psychiatrischen Erkrankungen gewesen wären.

Das weite Feld psychosomatischer Erkrankungen, also bei denen die medizinischen Sektorengrenzen von Körper oder Geist überschritten wurde, hingen konzeptionell in der Luft. Ein gebrochenes Bein und eine Schizophrenie galten schon lange vorher als Erkrankung. Die Klage eines gebrochenes Herzens, einer gebrochenen Seele oder einer gebrochenen Persönlichkeit blieb ein persönliches Problem oder eine Angelegenheit von Drückebergern und Deserteuren.

Verankert man jedoch das Gesundheitsdateneigentum nicht mehr am juristischen Sacheigentum, sondern am oben vorgestellten bio-psycho-sozio-informationellen Gesundheitsbegriff, dann verändert sich der Eigentumscharakter beim Gesundheitsdateneigentum dramatisch. Für Gesundheitsdaten treten Gesundheitsaspekte viel deutlicher hervor, während der klassische Eigentumsaspekt fast vollständig an Bedeutung verliert. Geteilte Informationen halbieren sich ja nicht. Gesundheitsdaten transformieren so zu Persönlichkeitsanteilen. Als Persönlichkeitsanteile wären sie von der Person unabteilbar, unantastbar, unveräußerbar und gleichzeitig hochgradig schutzbedürftig.

Wie steht es um den Schutz innerhalb der Digitalisierung in der Medizin?

Arne Schönbohm, Präsident des Bundesamt für Sicherheit in der Informationstechnik BSI, räumt im Kölner Stadtanzeiger 13.06.2018 ein: „ [...] inzwischen würden Grundpfeiler einer sicheren IT attackiert: Updatemechanismen, Prozessoren, die früher als unangreifbar galten und Verschlüsselungsmechanismen."

Gleichzeitig hält die Landesdatenschutzbeauftragte NRW an der Forderung gegenüber allen Ärzten fest, keinen Computer mit Patientendaten ans Internet anzuschließen. Warum fügt sich die Landesdatenschutzbeauftragten NRW nicht der Macht des Faktischen, wo doch diese Forderung offensichtlich der alltäglichen Übung widerspricht?

Das Bundesamt für Sicherheit in der Informationstechnik und die Landesdatenschutzbeauftragten NRW ignorieren die prinzipielle Unzulänglichkeit des technologischen Schutzkonzepts von Gesundheitsdaten nicht, verfügen aber über kein Lösungskonzept. Vor diesem digitalen Dilemma der Telematikinfrastruktur stehen gegenwärtig auch wir Ärzte. Mit der Digitalisierung gelingt Datenschutz, auf der Basis von Geheimhaltung und Technologie, grundsätzlich nicht mehr.

Wie kann der gesetzliche Schutzanspruch bei der Digitalisierung in der Medizin eingelöst werden?

Wenn man trotz dieses systemimmanenten, technologischen Restrisikos Digitalisierung betreiben möchte, bedarf es tragfähiger sozialer Übereinkünfte zum Schutz von Gesundheitsdaten. Dazu können aber nicht einfach bestehenden Regeln außer Kraft gesetzt werden. Berücksichtigt man unser soziales Gefüge und die Gesetze, so bleibt nur die Möglichkeit der Veränderung von Kontextfaktoren:

1. Einem neuen Gesundheitsdateneigentumsbegriff
2. auf der Basis des bio-psycho-sozio-informationellen Gesundheitsbegriffs nach Streit
3. und einer strafbewehrten Zweckbindung, die nicht den letztlich zu erwartenden Datenverlust, sondern den Datenmissbrauch sanktioniert.

Zweckbindung stellt bereits ein wesentliches Schutzelement der DSGVO da. Daten aus der ärztlichen Sprechstunde dürften nur noch zur Patientenbehandlung verwendet werden. Bei jeder anderen Verwendung von Gesundheitsdaten, außer der ärztlichen Behandlung, wäre ein Provenienznachweis sowie die Einhaltung aller anderen Spielregeln der DSGVO obligatorisch. Kriminelle Datennutzung könnte man so natürlich nicht unterbinden, das vermag Geheimhaltung und Technologie aber auch nicht. Allerdings regulierte sich die ‚graue Datennutzung' der offiziellen Gesundheitsdatensammler sehr effektiv. Die Prozessordnung der Juristen kennt eine solche Konstruktion bereits. Hier ist es nicht egal, auf welchem Wege Ermittlungsdaten in einen Gerichtsprozess hineingetragen werden.

Was ändert sich dadurch?

Wer Gesundheitsdaten nicht länger als Sachen betrachtet, behandelt sie grundsätzlich anders. **Persönlichkeitsanteile, Personenteile** und **ganze Personen** gelten in Rechtsstaaten heute prinzipiell unveräußerlich. Nur diese Regelung erklärt, warum in Deutschland keine gekaufte, wohl aber eine geschenkte Niere transplantiert werden kann. Wer behauptet, Gesundheitsdaten könnten nicht vor einer Ökonomisierung geschützt werden, der sei daran erinnert, dass nur eben solche sozialen Übereinkünfte einen systematischen Handel mit Wählerstimmen verhindern.

Versteht man Gesundheitsdaten als Persönlichkeitsanteil, führt dies, wie bei Personenteilen = Organen, zu einem Verbot jeder ökonomischen Verwertung. Das klingt vielleicht erst einmal radikal, aber 1850 klang die Forderung, den Handel mit Menschen zu verbieten, auch radikal. Die Besitzer der entpersonifizierten Sklaven proklamierten den Zusammenbruch der Weltwirtschaft und zogen dafür in den Kampf.

Für uns Europäer ist weder der chinesische Datenfeudalismus, noch die nordamerikanische Landnahme mit vorgehaltener Einwilligungserklärung eine akzeptable Form von Digitalisierung. Egal welchem der beiden Wege wir Europäer hinterherliefen, wir generierten gegenwärtig nur gesellschaftlichen Schaden und Kosten, denen für uns kein Nutzen gegenübersteht. (So äußerte sich Linus Neumann im Rundfunk.) Nur mit einem innovativen Dateneigentumsbegriff, der unserer Lebensauffassung vom freiheitlich-rücksichtsvollen Zusammenleben der Menschen entspricht, kann Digitalisierung für uns Europäer noch gelingen. Schaffen wir es, eine eigene europäische Spielart der Digitalisierung zu entwickeln, dann sichert uns deren Strahlkraft gleichzeitig einen Platz in der globalen Staatengemeinschaft und uns Menschen in Deutschland ein besseres Leben.

Das Leben in der digitalisierten Welt erfordert grundsätzlich einen freizügigen Umgang mit Daten. Trotzdem müssen wir zwei Einschränkungen hinnehmen:

Erstens müssen für Datenströme, gerade für solche die „machine to machine“ fließen – entsprechend den „Robotergesetzen“[52] von Isaac Asimov – ‚Datengesetze‘ eine Anwendung finden:

1. Datengesetz: Nutzung von Daten darf Menschen keinen Schaden zufügen, auch darf kein Schaden durch deren Nichtnutzung von Daten entstehen.

2. Datengesetz: Nutzung von Daten muss das Wohlergehen der Menschen verbessern, außer in den Fällen, in denen ein Konflikt zum ersten Gesetz entsteht.

3. Datengesetz: Nutzung von Daten muss freizügig sein und darf nicht zur Löschung oder Veränderung führen, es sei denn es entsteht ein Konflikt mit den ersten zwei Gesetzen.

---

[52] 0. Ein Roboter darf die Menschheit nicht verletzen oder durch Passivität zulassen, dass die Menschheit zu Schaden kommt.
1. Ein Roboter darf keinen Menschen verletzen oder durch Untätigkeit zu Schaden kommen lassen, außer er verstieße damit gegen das nullte Gesetz.
2. Ein Roboter muss den Befehlen der Menschen gehorchen – es sei denn, solche Befehle stehen im Widerspruch zum nullten oder ersten Gesetz.
3. Ein Roboter muss seine eigene Existenz schützen, solange sein Handeln nicht dem nullten, ersten oder zweiten Gesetz widerspricht.
https://de.wikipedia.org/wiki/Robotergesetze

0. Datengesetz: Nutzung von Daten darf der ganzen Menschheit keinen Schaden zufügen, auch darf kein Schaden für die ganze Menschheit durch die Nichtnutzung von Daten entstehen.

Zweitens brauchen wir, für den Fall eines KI-GAU, also einer entfesselten künstlichen Intelligenz, Konzepte, um den freien Willen der Menschen vor einer solchen KI zu schützen.

Digitalisierung bedeutet eindeutig mehr als nur ein oder zwei Computer hinzustellen. 95 Prozent der Digitalisierungsanstrengungen verwenden wir auf die Lösung technischer Fragen, die dann üblicherweise schnell gelöst sind oder unlösbar bleiben. Viel zu wenig beachtet blieb bisher der Bedarf an neuen sozialen Übereinkünften. An dieser Stelle soll deshalb ein Diskurs eröffnet werden. Die Erweiterung des Uexküllschen bio-psycho-sozialen Gesundheitsmodells zu einem bio-psycho-sozio-informationellen Gesundheitsmodell nach Streit, der daraus abgeleitete Gesundheitsdateneigentumsbegriff, von einer strengen Zweckbindung geschützt, bietet eine Chance, damit Menschen in einer digitalisierten Welt nicht unheilbar, informationell erkranken.

Alternativen zur Telematik – die dezentrale Lösung: sichere Patientenakte (dePA)

Auch wenn die Speicherung der Gesundheitsdaten auf einem zentralen Server viele Vorteile zu bieten scheint, bringt sie auch viele Risiken mit sich. Wir haben daher eine eigene Lösung entwickelt, die primär die Speicherung auf der eigenen Versichertenkarte zum Ziel hat. Dabei haben wir uns gefragt, warum eine sogenannte Chipkarte zum Einsatz kommen soll. Nur wenige Menschen verfügen über einen Chipkartenleser, mit dem sie zum Beispiel ihre Bankkarte für Onlinegeschäfte einlesen können. Abgesehen davon nutzt dieses Lesegerät nichts, wenn es um die elektronische Gesundheitskarte geht. Dieses kann nur mit Hilfe eines teuren, speziellen Lesegerätes eingelesen werden und dann auch nur in Verbindung mit einem Behandlerausweis, den nur zugelassene Behandler beantragen können.

Aus diesem Grund haben wir uns für eine Speicherlösung entschieden, die auf einem USB-Anschluss beruht und einen Hardware gesicherten Speicherchip auf der Versichertenkarte vorsieht. Die von uns vorgeschlagene Lösung ist genauso groß wie die herkömmliche Versichertenkarte, ist nur ein wenig dicker (etwa doppelt so dick, wie eine herkömmliche Scheckkarte).

Die Vorteile liegen auf der Hand: Jeder hat zu Hause einen PC mit einem USB-Anschluss und kann diese, seine eigene Gesundheitskarte dann auch dort einlesen. Gleichzeitig haben wir ein spezielles Lesegerät für Arztpraxen entwickelt, bei dem der Patient selbständig entscheiden kann, welche Daten derjenige Behandler, bei dem er gerade ist, sehen soll. Vielleicht soll der Augenarzt nicht unbedingt die Ergebnisse der gynäkologischen Untersuchung einsehen, respektive der Gynäkologe nicht die Gesprächsinhalte aus der psychotherapeutischen Behandlung usw. Dies ist unserer Meinung nach ein absolut demokratisches Mittel, bei dem der Patient selbst über seine Daten verfügt. Wenn er es wünscht, kann er die Daten auch auf einem zentralen Rechner speichern lassen – kann dabei aber entscheiden, auf welchem. Auch der Versicherten-Stammdatenabgleich ist über diese Lösung möglich.

Die Vorteile der dezentralen Patientenakte in der eigenen Brieftasche liegen auf der Hand:

- der Patient kann seine Gesundheitsakte jederzeit einsehen
- der Patient kann selbst Veränderungen eingeben
- der Patient kann selbst entscheiden, wer welche Daten einsehen darf

Anhang

Über das deutsche Psychotherapeuten Netzwerk

Das Kollegennetzwerk Psychotherapie, seit dem 1.1.2019 Deutsches Psychotherapeuten-Netzwerk, ist eine kollegiale Interessengemeinschaft psychotherapeutisch tätiger Psychologen, Ärzte sowie Kinder- und Jugendlichen- Psychotherapeuten, Psychiatern, psychosomatischen Medizinern. Das Netzwerk ist im Juni 2017 aus der Initiative für gerechte Honorare, die 2016 vom Bonner Diplom-Psychologen und Psychotherapeuten Dieter Adler gegründet wurde, entstanden. Mit den Stammmitgliedern aus der Initiative für gerechte Honorare wurde im Sommer 2017 begonnen. Heute hat das Netzwerk mehr als 10.000 Mitgliedern, die mehr als ein Drittel aller psychotherapeutisch tätigen Fachbehandler ausmachen. Neben dem Deutschen Psychotherapeuten-Verband ist das Deutsche-Psychotherapeuten-Netzwerk die zweitgrößte Interessengemeinschaft psychotherapeutisch Tätiger. Zur Anmeldung gelangt man am einfachsten über die Webseite:

www.deutsches-psychotherapeuten-netzwerk.de

Kontakt über
post@deutsches-psychotherapeuten-netzwerk.de

Autorenverzeichnis

Über die Autoren:

Dipl.-Psych. **Dieter Adler** ist psychologischer Psychotherapeut und Kinder- und Jugendlichenpsychotherapeut in eigener Kassen-Praxis. Als 17jähriger war er an der Entwicklung von einem der ersten computergestützten Untersuchungssysteme (Expertensystem) in der Medizin beteiligt. Einen Teil seines Studiums hat er als Rettungsassistent verdient. Und er war Versuchsteilnehmer eines Telematik-Vorläufer-Projektes (D2D = doctor-to-doctor). Er kann selbst programmieren und Netzwerktechnologien sind ihm nicht fremd. Er ist auch mit Datensicherheit bzw. Datenunsicherheit vertraut. Das könnte auch daran liegen, dass sein Vater als Kryptologe bei der BND-Vorläufer-Organisation des Bundesamtes für Sicherheit in der Informationstechnik (BSI), der Zentralstelle für das Chiffrierwesen, gearbeitet hat.

Lara Sutter ist M.Sc. Psychologin. Sie absolvierte ihren Master mit den Schwerpunkten Klinische Psychologie und Rechtspsychologie an der Rheinischen Friedrich-Wilhelms-Universität in Bonn. Nach dem Studium begann sie ihre Ausbildung zur Verhaltenstherapeutin an einem Institut in Köln.

Caroline Madla ist cand. M.Sc. Psychologin mit den Schwerpunkten Klinische Psychologie und Wirtschaftspsychologie.

Nora Winkelmann ist cand. M.Sc. Psychologin an der Universität Bonn. Im Masterstudium vertiefte sie ihr Wissen in der klinischen und pädagogischen Psychologie. Ihr Ziel für die Zukunft ist die Ausbildung zur Kinder- und Jugendlichenpsychotherapeutin in Köln.

M.Sc. **Josefin Frank** hat ihr Psychologie-Masterstudium an der Rheinischen Friedrich-Wilhelms-Universität Bonn absolviert. Ihre Schwerpunkte im Masterstudium umfassten Klinische Psychologie, Sozialpsychologie und Rechtspsychologie. Sie hat ihre Masterarbeit zum Thema „Radikalisierung" verfasst. Nach dem Masterabschluss begann sie die

Ausbildung zur psychologischen Psychotherapeutin mit dem Schwerpunkt Verhaltenstherapie in Köln.

Dr. Stefan Streit ist seit 2004 in Köln-Mülheim, Nähe Keup-Straße, zusammen mit seiner Ehefrau als Hausarzt tätig. Nach dem Studium in Köln, arbeite er erst als Facharzt für Anästhesiologie und nun als Facharzt für Allgemeinmedizin. Er kennt das Gesundheitssystem aus seiner langjährigen Tätigkeit als Narkosearzt, als anästhesiologischer Stationsarzt einer großen interdisziplinären Intensivstation, als unfallchirurgischer Ambulanzarzt, als Notarzt und als niedergelassener Arzt in eigener Praxis. Seit 2010 schreibt er über das Hausarztsein. Die 1. Auflage der „Prinzipien der Heilkunst" erschien 2012, die 2. völlig überarbeitete Auflage Ende 2017. Zuletzt hielt er vielbeachtete Vorträge zu DSGVO und Telematik, z.B. unter www.media.ccc.de, und veröffentlichte Übersichtsartikel zum Dateneigentum beim Institut-für-Sozialstrategie.

Hans-Peter Meuser ist Arzt und Gründungsmitglied der Freien Ärzteschaft e.V., deren Vizepräsident 2004-2009. Er hat über 25 Jahre Erfahrung in KV-Verwaltung und Selbstverwaltungsgremien.